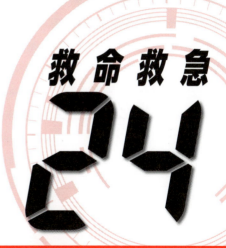

# 救命救急 24

### 最重症例から学ぶ現場の思考

［著］**宮﨑紀樹**
東京都立墨東病院 高度救命救急センター

中外医学社

# 3次救急の初療における"頭の使い方"とは？

　私が勤務する東京都立墨東病院は，東京都墨田区にある772床の病院で，日々たくさんの救急患者を受け入れている．

　都内には数多くの救急病院があるが，その分布は都心に密集しており，隅田川を東に越えると救命センターは当院だけとなる．そういった事情もあり，区東部の背景人口約180万人の3次救急を一手に担っている．

　そのため3次救急の受け入れ数は年間2000件ほどで，本邦でもトップクラスの数を誇っている．

　最重症患者が運ばれてくる3次救急の初療室では，初期治療の出来が救命の成否を分ける．どうやっても助からない症例，実は軽症であった症例も実際は存在するが，適切な初期対応を行わないと命を落とす最重症例も多く存在する．

　刻一刻と状態が変化し，立ち止まって考える時間すらない症例に対して，いかなる思考過程で救命に導くか．正解などない救命救急の現場では，その時点での妥当な選択と行動を紡いでいくことが何よりも重要である．

　さて，当院救命センターには，幸いにも多くの初期研修医，後期研修医がローテートしてくれており，また駆け出しの救急医も多く所属する．彼らの中には救急，集中治療の知識が豊富な人も多いのだが，いざ初療となると途端に動けなくなる人が実に多い．その原因のほとんどは，初療室での「頭の使い方」にあるように思う．

　初療では最も大切なものの1つであるのに，世の中には思考訓練を

目的とした医学書が実に少ない．そういった事情から，今回執筆する運びとなった．

　本書は一般的な救急医療の本とは一線を画しており，3次救急の初療現場でいかに頭を使うか，というところにフォーカスを当てている．網羅的なものではないので，これを読んでも救急医学の知識の整理にはならないと思われる．ただ救急医療，特に最重症例においては，症例ごとに重要なエッセンスが詰まっていると確信している．

　まず基本的に，検査はすぐに結果の出るものだけを扱っている．すなわち血液ガス，エコー，12誘導心電図である．最重症例では，一般の採血検査結果を待っている間に勝負がついていることも多い．本書では情報，身体所見，初期検査のみで初療が進んでいく．

　また特徴的なところとして，初療室入室からの時間経過を分単位で載せている．瞬間ごとに何を考えどう行動したか，入室からどのくらい時間が経っているかも意識して読み進めていただきたい．

　本書は，救急を志している初期研修医，そして実際に救急の道に進んだ後期研修医や駆け出しの救急医を意識して執筆した．本書を通じて初療での「頭の使い方」を学び，実臨床に生かしていただければ幸いである．

　　　2018年9月

　　　　　　　　　　　　　　　　宮﨑紀樹

# CONTENTS

## 第1章 病院前情報と心構え　　1
- 症例1 ▶ 60歳代男性の吐血　　2
- 症例2 ▶ 80歳代女性の嘔吐　　10
- 症例3 ▶ 60歳代男性の意識障害　　17

## 第2章 臨床的ストーリーの構築　　23
- 症例4 ▶ 70歳代男性の意識消失　　24
- 症例5 ▶ 自宅で倒れていた80歳代女性　　32
- 症例6 ▶ 60歳代男性の呼吸困難　　40

## 第3章 判断・決断・行動　　47
- 症例7 ▶ 60歳代男性の腹痛　　48
- 症例8 ▶ 60歳代男性の吐血　　55
- 症例9 ▶ 40歳代男性の呼吸困難　　61

## 第4章 違和感と落とし穴　　67
- 症例10 ▶ 60歳代女性の意識消失発作　　68
- 症例11 ▶ 70歳代女性の意識障害　　73
- 症例12 ▶ 60歳代女性の呼吸困難　　78

## 第5章 変化に備える　85

症例 13 ▶ 70歳代女性の腹痛　86
症例 14 ▶ 50歳代女性の意識障害　94
症例 15 ▶ 60歳代女性の吐血　102

## 第6章 意識障害　107

症例 16 ▶ 70歳代女性の意識障害　108
症例 17 ▶ 70歳代男性の意識障害　114
症例 18 ▶ 80歳代男性の意識障害　120

## 第7章 ショック　125

症例 19 ▶ 70歳代男性の意識障害　126
症例 20 ▶ 50歳代男性の胸痛　133
症例 21 ▶ 80歳代女性の意識障害　138

## 第8章 ECPR　145

症例 22 ▶ 50歳代男性の院外心停止　147
症例 23 ▶ 40歳代女性の胸痛, ショック　155
症例 24 ▶ 20歳代女性の過量服薬　161

索引　168

第 1 章

# 病院前情報と心構え

　救急隊から，あるいは通信指令員からの病院前情報は非常に重要である．救急要請に至るまでの状況，救急隊接触時の vital signs や所見には，想定すべき疾患のヒントが隠れている．
　疾患だけでなく，搬送後に急変する可能性や，迅速に行うべき処置も想定しながら患者の到着を待たなければいけない．
　最重症例においては初療の成否が患者の予後を決定する．そのためには事前の準備が大切であり，事が起きてから対応したのでは命を失うことに繋がりかねない．

# 第1章
## 病院前情報と心構え

## 症例1 ▶ 60歳代男性の吐血

**-16 min  23:32 入電**

### ■ 病院前情報

もともと肝硬変が指摘されており，近医通院中．
夕方頃より頻回の吐血があり，夜になり自身で救急要請．

### 救急隊接触時 vital signs

意識：JCS 0，瞳孔：3 mm/3 mm 対光反射は両側迅速
心拍数：132 bpm・整，血圧：80/44 mmHg，呼吸数：32/分
SpO$_2$：90%（リザーバーマスク 6 L/分），体温：36.3℃

### ポイント vital signs の解釈

- 意識レベルが悪い場合，すぐに頭蓋内疾患や内分泌代謝疾患を想定しがちであるが，循環不全や蘇生後などでも意識レベルは一般に低下する．
- 血圧が低いのであれば心拍出量が下がっている（心臓に何か起きた，血管内 volume がない，など）のか，血管抵抗が減弱しているのかを考える．逆に血圧が高い場合，傷病者が単に苦しいことを示しているのか，脳に何か起こっているのかを考えるのが基本である．
- 脈拍数は必ず血圧とセットで考える．一般に血圧が低ければ代償的に頻脈になることが多い．血圧が低いのに徐脈であれば，不整脈や低体温も想定する．
- SpO$_2$ の値は 3 次救急症例ではあてにならないことが多い．病棟で「SpO$_2$ がうまく拾えない」経験は誰でもあると思う．これはあまりに循環が悪いと SpO$_2$ のパルスがうまく出ないからである．低いから呼吸不全，と解釈するのは早計なこともあることを覚えておきたい．
- 呼吸数：非常に重要な指標．頻呼吸である場合，肺や気道自体に問題があるのか，アシドーシスを代償しようとしているのか，いずれにせよ重症のサインである．徐呼吸の時は頭蓋内の異常が一番に想定される．要

は呼吸が止まりかけているサインであるので，急がなくてはいけない．搬送までに呼吸が停止する可能性も考慮する．

### ■ 心構えと準備

肝硬変が基礎にある方の吐血症例．よくあるストーリーとして，静脈瘤の破裂が最も想定しやすい．

では，どれほど重症であろうか．注目したいのは呼吸数である．呼吸というとすぐに肺が悪いだのと考える人が多いが，この場合は循環不全，代謝性アシドーシスの代償を表している可能性が高い．本症例の呼吸数は32/分と多く，重症感の漂う vital signs と言えよう．

酸素投与下で $SpO_2$ は90%と酸素化不良も考慮されるが，これも循環不全を表しており，正確に酸素化を反映していないかもしれない．

ちなみに，頻呼吸と $SpO_2$ 低下から，呼吸不全を primary の病態に据えることもできるが，その場合は苦しさから血圧は上がるはずで，血圧が低下するほどの最重症であれば意識清明とは考えにくい．もちろん念頭には置いておく．

多くの場合病態は一元的であり，消化管出血と呼吸不全を別で捉えるのは不自然である．吐血から誤嚥を来している可能性はあるが，これもストーリーとしては吐血が primary で全てが派生していることに変わりはない．

上記を踏まえた上でどういう準備をしておくか．

ショックから意識レベルの低下を来す，あるいは吐物による閉塞で気道確保の必要性が生じる，などがあれば気管挿管が必要であろう．

病態への治療介入としては輸液と輸血，そして止血である．意識や血圧はまだ保たれているようなので，まず太い末梢静脈路を確保し，輸液への反応を見る．血液ガス所見を確認後，輸血のオーダー，内視鏡の準備へと移行したい．

気管挿管の物品をすぐに出せるようにしておき，点滴の準備を終えて到着を待つ．内視鏡の当番医を確認し，事前に連絡を入れておく．

症例1 ▶ 60歳代男性の吐血

**■ 初療**

**0 min　23:48 初療室入室**

呼びかけへの反応なし．末梢は冷感が著明．

救急隊によると，車内でも一度吐血があり，その後意識レベルが低下したとのことであった．

> ▶ 搬送中に状態が悪化している
> ▶ 予想していたよりも重症な模様
> ▶ 事を急ぐ必要がありそうだ

**到着時 vital signs**

意識：JCS 30, GCS E2V2M4
瞳孔：4.0 mm/4.0 mm 対光反射は両側迅速
心拍数：140 bpm，血圧：測定不能，橈骨動脈触知せず，呼吸数：34/分
$SpO_2$：測定不能，体温：35.6℃

救急医の思考

- 💡 ショックが遷延し，near CPA の状態と思われる．まず循環，呼吸の迅速な評価と血管内 volume の確保を行いたい．
- 💡 橈骨動脈は触知しないので，右大腿動脈にシースを挿入し血圧モニタリングを開始する．同時にシースから動脈血液ガスを採取し，酸素化，換気，アシドーシスの評価を行う．
- 💡 酸素投与を継続して呼吸の観察に努める．気道が怪しくなれば気管挿管は躊躇わない．
- 💡 太めの末梢静脈路の確保と輸血のオーダーを行い，なるべく早く体内に輸血が届くようにしたい．
- 💡 内視鏡当番医に連絡をとり，準備を進めてもらうことも忘れない．

**4 min　23:52**

18G で末梢静脈路を確保し，細胞外液を全開投与開始．
輸血オーダー．

**7 min　23:55**

右大腿動脈よりシースを挿入．
橈骨動脈の触知が微弱であり，鼠径から血圧モニタリングとした．血圧は 55/30 mmHg ほどと著明に低値であった．

**初期検査**

● **動脈血液ガス検査**（リザーバーマスク 10 L/分）
pH 7.188, $pCO_2$ 29.3 Torr, $pO_2$ 175.5 Torr
$HCO_3$ 12.5 mmol/L, Lac 11.6 mmol/L
Hb 7.9 g/dL, Na 136 mmol/L, K 5.7 mmol/L, Cl 108 mmol/L
Glu 151 mg/dL, Cre 1.24 mg/dL

● **心エコー**
心収縮能は正常下限程度.
弁膜症は明らかなものは認めなかった.
IVC（下大静脈）は虚脱しており，重度の血管内脱水が示唆された.

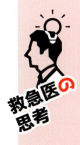

- 乳酸値が高く，循環不全を表していると思われる．病歴からは肝硬変を基礎とした消化管出血による循環血液量減少性ショックと考えた．
- 著明な代謝性アシドーシスを呼吸で代償しているが，代償自体は不十分であり，より換気が必要．意識レベルや循環の改善がなければ気管挿管を行わないといけないだろう．
- 早急な循環動態の立て直しが必要で，そのため輸血と止血を急ぎたい．輸血は届き次第開始するよう指示を出しておく．
- できれば CT を撮影したいが，血圧の反応を見て判断したい．

17 min 00:05
血圧は 80/40 mmHg，心拍数 120 bpm まで改善．
意識レベルも何とか会話可能なところまで改善した．

▶ 輸液に反応し循環動態は改善傾向
▶ 造影 CT は何とか撮影できそうだ

20 min 00:08
CT 検査へ．
食道静脈瘤を認めたが，胃を含め造影剤の血管外漏出像はなかった．胃内は CT 値高めの液体で満ちており，出血があったことは間違いないと思われた 図1-1 ．

症例1 ▶ 60歳代男性の吐血

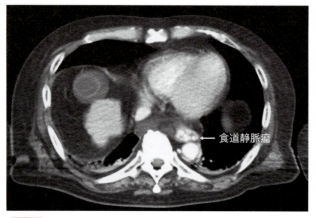

図 1-1

27 min | 00:15　RBC の輸血を開始．

37 min | 00:25　意識：JCS 0，心拍数：110 bpm，血圧：106/70 mmHg
血圧は維持できたので，細胞外液の投与速度は緩めた．

42 min | 00:30　上部消化管内視鏡へ．
赤色栓を伴う静脈瘤に対して，EVL を行った．

> ▶ 画像からはそこまで active な出血はなさそう
> ▶ 初期対応はうまくいったので，後は内視鏡のみ

62 min | 00:50　ICU 入室．

■ 入院後経過

入院後，循環呼吸は問題なく経過した．
day 2 に second look の内視鏡を行い，再出血がないことを確認した．ICU を退室し，食事も再開．
食事開始後も大きな問題なく経過したため，day 6 に退院となった．

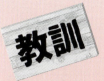
よくある上部消化管出血症例のように見えると思う．結果的にうまくいっているが，少し考えてほしい．

血圧のモニタリング開始が遅れる，末梢静脈路が確保できずに輸液開始が遅れる，活動性の出血が持続している，など一歩間違えばCPAとなってしまう症例である．また，そこまでには至らなくても気管挿管となってしまうことは大いにありうる．

near CPAの事前認知があればもう少し迅速に対応できたと思われる．シースはすぐに挿入できるし，場合によっては到着と同時にO型赤血球が投与できたかもしれない．

事前にシミュレーションを行い準備しておくことと，不測の事態にも冷静に対処することは，初療において最も大切なことである．

## MEMO ～事前準備～

軽症であれば，搬送されてから考えて動いても遅くはない．しかし最重症例では初動の遅れ，つまり初療の失敗が予後に繋がりかねない．上でも述べたが，適切な準備とシミュレーションが初療の成否を左右する．

ポイントは大きく分けて，血圧のモニターと緊急での治療介入である．

### ① 血圧のモニター

著しい血圧低値や，短時間でのcollapseが予想されるケースでは動脈血圧をモニターするもの，いわゆるA lineが必要不可欠．頻回の動脈血ガス検査も可能となる．

基本は橈骨動脈からのA line確保であるが，確実なのは大腿動脈へのシース挿入である．そのためには動脈圧ラインを作成し，シース挿入用の清潔台を事前に用意しておかないと時間のロスとなる 図1-2 ．

正しく危機を認識できていないと，血圧を測定できないままCPAに至る，なんてこともありえる話である．

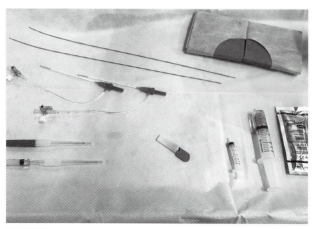

図1-2

## ② 緊急での治療介入

あくまでも Airway, Breathing, Circulation に則って考える.

### ▶ 気管挿管（Airway）

高度な意識障害，窒息のリスク，確実な陽圧換気を要する場合などが一般的な適応．これら以外でも，fatal な状態が予想される場合は気管挿管が必要になる．バッグバルブマスクでの換気がすぐに行えるように準備しておき，挿管が確実なのであれば鎮痛・鎮静薬，筋弛緩薬などの挿管時に必要な薬剤はもちろん，物品類も開封し，すぐに挿管できるようにしておく．

### ▶ 非侵襲的陽圧換気（Breathing）

一般に意識レベルが悪い場合は禁忌となるが，有用な人工呼吸器である．これで気管挿管を回避できるケースが非常に多い．装着が遅れると結局気管挿管，ということになりかねない．心不全など非侵襲的陽圧換気が有効であることが予想されるのであれば，到着後すぐに装着できるように機械の準備をしておく．

### ▶ 人工呼吸器，麻酔器（Breathing）

施設にもよると思うが，挿管を要することが予想される場合は，可能な限り用意するように努める．

### ▶循環作動薬（Circulation）

　ショック症例，near CPA と思われる症例において最も大切なことの 1 つは，CPA にしないことである．希釈アドレナリンや希釈ノルアドレナリンなどはすぐに投与できるように指示しておく．

### ▶輸血（Circulation）

　輸血開始までの時間が予後を左右することがある．重症外傷などでは到着までに O 型の濃厚赤血球液を用意しておき，末梢静脈路確保後すぐに輸血を開始することもある．あくまでも重症度に応じてオーダーすればよい．

　なお，大量の輸血や輸液を要するケースでは，末梢静脈路よりも透析用ブラッドアクセスカテーテルの方が有効である．特にクワッドルーメンのものは，大量輸液以外にも通常の中心静脈カテーテルとしても使用でき，非常に便利である．

　より太いルートの方が大量輸血に向いているのは自明であるので，輸血が追いつかない場合は，ルートの変更も考慮したい．

### ▶人工心肺（Circulation）

　詳しくは第 8 章で扱っているが，改善する見込みのある心原性ショックや繰り返す心室細動などでは veno-arterial extracorporeal membrane oxygenation（VA ECMO）を導入することがある．施設ごとに導入基準が設けられていると思うが，いざ VA ECMO を入れる，と言ってもプライミングから挿入まで，多くの時間と人を要する．

　必要であると判断したならば，回路のプライミングからカニューレ挿入のための清潔台まで，事前に準備を行い，人を集めておく必要がある．

# 第1章
## 病院前情報と心構え

# 症例2 ▶ 80歳代女性の嘔吐

**−20 min**　**15:30 入電**

### ■ 病院前情報

施設入所中の高齢女性．高血圧，不整脈を往診医が定期的に診察している．

2，3日前より体調不良の訴えと嘔吐があり，前日より痰が絡んでいる様子であった．本日になり嘔吐が頻回となってきたため救急要請．

### 救急隊接触時 vital signs

意識：JCS 0，瞳孔：4 mm/4 mm 対光反射は両側迅速
心拍数：180 bpm・整，血圧：78/55 mmHg，呼吸数：18/分
$SpO_2$：98％（室内気），体温：37.2℃

### ■ 心構えと準備

主訴は嘔吐と思われるが，高齢者でもありどこを focus に思考を開始すべきか悩ましい．嘔吐を primary と考えると，急性胃腸炎などで頻回の嘔吐があり，食事も摂れずぐったりしている，というストーリーでも矛盾はしない．

だが高齢者の腹痛や嘔吐は消化器疾患でないことも多く，決めつけはよくない．何となく全身状態が悪い，だけでも嘔吐するので，広い視野で臨みたいところ．

さて，vital signs を見ると，著明な頻脈と血圧低値を示している．これだけを見るとショックと思われるが，注目すべきは頻脈が著明であるところ．

一般に，成人の最大心拍数は（220−年齢）と言われる．本症例の心拍数は180であり，心拍数のポテンシャルを超えてしまっている．そのため情報が正しいと仮定するならば，まず頻脈性の不整脈とみて間違いない．さらに脈が整とのことなので，PSVT あるいは VT が考えやすい．呼吸数はそう早くなく，そこまで重症ではない印象である．

痰が絡んでいるようだが酸素化は保たれている．ひとまず気管挿管の準備は行わずに到着を待つ．

嘔吐もあり，背景に脱水が隠れているかもしれない．輸液はひとまず多めに設定し，血圧を維持できない不整脈であるので洞調律化を目指したいところ．血圧が維持できておらず，原則的には電気的除細動かもしれないが，意識は清明であり，まずは薬剤での停止を試みたいところ．

### ■ 初療

15:50 初療室入室

**到着時 vital signs**

意識：JCS 0, GCS E4V5M6
瞳孔：3.5 mm/3.5 mm 対光反射は両側迅速
心拍数：186 bpm・整，血圧：82/56 mmHg，呼吸数：20/分
$SpO_2$：100％（リザーバーマスク 6 L/分），体温：38.2℃

受け答えはスムーズだが，ややぐったりしている印象．
右肺野で coarse crackle を聴取する．
末梢の皮膚の色は問題ない．

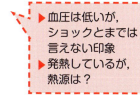
▶ 血圧は低いが，ショックとまでは言えない印象
▶ 発熱しているが，熱源は？

### ポイント ショック

ご存知とは思うが，ショックの定義は末梢循環不全であって，血圧が低い状態を呼ぶものではない．血圧が保たれていてもショックなことはあるし，逆も同様である．組織の機能を維持するのに必要な循環が得られていない状態を指す．

詳細は第7章で扱うことになるが，ショックと判断する上で最も大切なものは意識レベルと皮膚所見，vital signs である．ショックでは意識レベルは低下し，不穏を呈することが多い．皮膚には livedo と呼ばれる網状皮斑が出現し，アナフィラキシーショックでは膨疹が出現する．末梢の温感も重要である．

vital signs では血圧低値はもちろん重要なファクターであり，また一般に頻呼吸を呈することが多い．

症例 2 ▶ 80 歳代女性の嘔吐

救急医の思考

- 💡 血圧は低いが，3 次救急症例にしては落ち着いている印象．
- 💡 右肺野で coarse crackle を聴取するが，酸素化は保たれており，ひとまずは侵襲的な介入をしなくてもよさそうである．
- 💡 病院前情報では明らかでなかったが，発熱がある模様．熱源は現状肺炎が考えやすいが，その他の可能性も念頭に置いておく．
- 💡 もともと高血圧があるような方にしてはやはり血圧は低値であり，不整脈の影響が考えられる．時間的猶予はありそうなので，まずは 12 誘導心電図を記録し，薬剤での不整脈停止を試みる．

8 min | 15:58　12 誘導心電図検査へ 図 2-1．

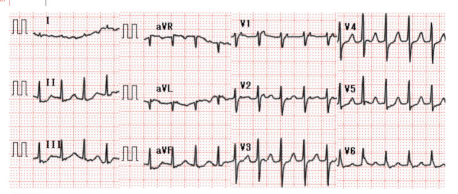

図 2-1

▶ 頻脈の正体は PSVT だった
▶ まずは ATP での停止が妥当

**初期検査**

▶ **動脈血液ガス検査**（リザーバーマスク 6 L/分）
pH 7.416，pCO$_2$ 30.1 Torr，pO$_2$ 122.0 Torr
HCO$_3$ 19.5 mmol/L，Lac 2.6 mmol/L
Hb 11.4 g/dL，Na 140 mmol/L，K 4.5 mmol/L，Cl 104 mmol/L
Glu 138 mg/dL，Cre 1.68 mg/dL

▶ **心エコー**
心収縮能は正常．
左房拡大なし．

軽度の僧帽弁閉鎖不全あり．
IVCは虚脱．

▶ 腹部エコー
異常所見なし．

**12 min　16:02**
ATP 10 mg 急速静注．
速やかに洞調律に戻った．
心拍数：110 bpm，血圧：174/80 mmHg であった．

**15 min　16:05**
レントゲン撮影．
右下肺野に浸潤影を認めた．

**17 min　16:07**
尿道カテーテルを挿入．
明らかな膿尿を認めた．

💡 恐らくは感染を契機として全てが始まっているものと推測．先行する嘔吐のエピソードから，肺炎は誤嚥の影響でも説明可能であり，尿路感染が primary であると思われた．嘔吐を来すような消化器疾患は初療の段階で想定できない．

💡 感染と脱水の影響で PSVT が引き起こされ，その結果血圧が低値となり，3次選定された症例．PSVT を解除した後の vital signs は落ち着いている．

💡 入院して抗菌薬治療を行えば状態は上向くだろう．

**20 min　16:10**
ICU 入室．

■ **入院後経過**

各種培養を採取の上，抗菌薬治療を開始した．
day 2 より食事を再開したが，嚥下も問題なく摂取可能であった．
その後も状態は安定して経過し，day 16 に退院となった．

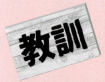

蓋を開けてみれば尿路感染で具合の悪くなった高齢女性というだけの症例であった．PSVTというオプション付きではあったが，何も考えずに「出たとこ勝負」で初療に臨んでも同様の結果が得られたであろう．

しかしながら，病院前情報をきちんと解釈した上での「出たとこ勝負」と，何も考えずに臨んだ場合のそれとでは大きな違いがある．

実は重症だった，という症例には，病院前情報にヒントが隠れていることも少なくない．軽症と思われる症例でも日頃から事前に準備をして臨むことを心がけてほしい．強大な敵に裸一貫で挑むことのないように．

## MEMO 〜血圧の解釈〜

血圧は最も重要な vital signs の1つである．だからこそ正しく理解し，かつ評価できないといけない．

マンシェットを使用し測定する，いわゆる NIBP（non-invasive blood pressure）の測定原理をご存知だろうか？ 観血的動脈血圧測定との違いは何であろうか？ また数値はどう解釈したらよいであろうか？ 最低限の知識は持っておきたい．

### ① NIBP 測定原理

主に上腕に巻いたマンシェットを加圧して機械が測定する．

カフ圧を収縮期血圧以上に高めた段階では，カフの近位側では動脈拍動があるが，遠位側にはない．カフ圧を漸減し，収縮期血圧と一致する時点で初めてカフの近位側の動脈拍動が小さな振動として遠位に伝わる．これにより収縮期血圧を決定する．

さらにカフ圧を漸減すると，その振幅は次第に増強し，最大に達する点が平均血圧となる．その後振幅は徐々に減少するが，拡張期血圧をどこにするか決めるのは困難である．

拡張期血圧の決定には種々のアルゴリズムがあるが，メーカーや機種によって実は異なる．つまり血圧の機械で値は変わりうるのだ．

【NIBP】
収縮期血圧と平均血圧を測定し,そこから間接的に拡張期血圧を算出する.

## ② NIBP の誤差,観血的動脈血圧との比較

　カフのサイズ,巻く場所,上腕の太さ,体動,不整脈の存在,などで容易に変動する.各々の要因についての説明は割愛するが,非侵襲的で簡便である一方,正確性がそこまで担保されていないことは覚えておきたい.ちょっとおかしな値が出れば,再検するべきである.

　また,NIBP はそもそも高血圧に対する精度が高めに設定されているので,ショック患者には適していない可能性がある(否定意見もあるが).

　観血的動脈血圧,いわゆる A line で測定した血圧との比較で,どちらを信じたらよいのかは一概には言えない.

　A line を取ることのメリットは,やはり連続的にモニターできることであろう.刻一刻と状態が変化する患者においては必須と言えるし,波形自体からも様々な情報が得られる.

　しかしながら共振や気泡の影響,ダンピングの問題など,値を修飾する要素が実に多いのも事実であり,直接測定しているから正しいに決まっている,という考えは今すぐ捨てた方がよい.この辺りは難解な話であるので,気になる人は成書を参考にしてほしい.

　また侵襲的であるので,留置すること自体に合併症リスクが存在する.頻繁な血液ガス測定の必要もなく,数値も安定しているなら早急に抜去すべきである.

## ③ 数値の解釈

　血圧が低い,などという時に収縮期を指してものを言う医療スタッフが実に多い.基本的なことであるが,確認しておく.

収縮期血圧(sBP):左室の後負荷を規定
平均血圧(MAP):冠動脈以外の組織灌流を規定
拡張期血圧(dBP):冠血流を規定

## 症例2 ▶ 80歳代女性の嘔吐

　特にICU領域において，出血や心不全を除けば，sBPで何かを議論することはほとんどない．敗血症における指標も，血管抵抗の算出，頭蓋内・腹腔内の灌流圧の算出でも，全てMAPを用いる．水銀血圧計時代の名残だと思われるが，収縮期で血圧を議論するのは時代遅れであり，間違っている．
　そもそもMAP＝dBP＋(sBP－dBP)/3という計算式があることからもわかるように，sBPよりもむしろdBPの方が組織灌流においては重要な指標なのだ．

　救急隊の事前情報で平均血圧を教えてくれないのもいかがなものかと思う（自治体によるのかもしれないが）．そんな時はむしろ拡張期を参考にした方がよいのかもしれない．

# 症例3 ▶ 60歳代男性の意識障害

-20 min　13:20 入電

## ■ 病院前情報

高血圧，糖尿病で近医通院中の男性．12:30頃，自宅でコーヒーを飲んでいる最中にふらつきが出現した．その後頭痛の訴えがあり，妻が救急要請．

### 救急隊接触時 vital signs

意識：JCS 3，瞳孔：3 mm/3 mm 対光反射は両側鈍い
心拍数：102 bpm・整，血圧：190/– mmHg，呼吸数：24/分
$SpO_2$：100%（リザーバーマスク6 L/分），体温：35.8℃

構音障害があるが明らかな麻痺はなし．
13:17に意識レベルがJCS 300に変化し，その際右への偏視が見られた．

## ■ 心構えと準備

　突然発症の意識障害と構音障害．いかにも頭蓋内疾患が想定される状況である．血圧も高く，他の疾患は考えにくいが，その鑑別は少なくとも脳神経領域を否定した後でも遅くはないと思われる．では脳出血か脳梗塞か．頭痛があるので脳出血が第一に考えられる．
　vital signsは血圧高値と意識レベルが異常．血圧は診断前に介入すべきものではない（脳梗塞では原則下げてはいけない）ので，ひとまずは診断へ進みたい．
　意識レベルは救急隊接触後に低下している．クモ膜下出血の再破裂か，あるいは痙攣を起こしたか．気道が心配である．

　何よりも診断が第一なので，可及的速やかにCT検査へ行きたい．安全に検査へ進むためには何よりもABCの安定．ここでは当然A（Airway）が問題となる．
　気管挿管は恐らく回避不能であり，薬剤含め準備をしておく．

症例3 ▶ 60歳代男性の意識障害

**13:40** 初療室入室 (0 min)

■ **初療**

### 到着時 vital signs

意識：JCS 300，GCS E1V1M1
瞳孔：4 mm／4 mm 対光反射は両側鈍い
心拍数：136 bpm・洞調律，血圧：236/159 mmHg，呼吸数：32/分
$SpO_2$：100％（リザーバーマスク 6 L/分），体温：測定不能（発汗著明）

呼吸はいびき様であり，胸郭の上がりは乏しい．

▶ 高度な意識障害，血圧の著明高値，やはり脳だろう
▶ 急いで気管挿管し，CTへ

### ポイント CTは死のトンネル

　古くより言われているが，今も昔もCTは死のトンネルである．最近では初療室にIVR-CTシステムを導入し，初療台に乗ったままCT撮影できる施設もある（hybrid ER，症例23のMEMO参照）が，ほとんどはCTを撮影するのに移動を要する．
　ABCの安定なしにCT撮影へ進むと，撮影中にCPA，なんてことも珍しくない．特に気道は注意が必要で，$SpO_2$ が保たれているから大丈夫，と考えるのは非常に危険である．

### 初期検査

▶ **動脈血液ガス検査**（リザーバーマスク 6 L/分）
pH 7.445，$pCO_2$ 35.2 Torr，$pO_2$ 280.0 Torr
$HCO_3$ 23.8 mmol/L，Lac 3.2 mmol/L
Hb 16.6 g/dL，Na 137 mmol/L，K 3.2 mmol/L，Cl 105 mmol/L
Glu 269 mg/dL，Cre 0.57 mg/dL

**13:47** (7 min)

末梢静脈路を確保後，すでに用意していたフェンタニル，プロポフォールを使用し，気管挿管を行った．

12 min 13:52

ABCの安定を確認し，CT検査へ．
CTでは明らかな頭蓋内病変は認めなかった．

- 脳出血は否定された．かといって代謝性脳症の可能性も現状では否定的．髄液検査を行えば何か出るかもしれないが，突然発症であり，やや違う印象．
- 構音障害，ふらつきで発症した脳梗塞の可能性もある．頭痛は典型的ではないが，頭痛を来す脳梗塞も存在する．途中の意識レベル悪化は判然としないが．
- 脳梗塞だった場合，発症からまだ1時間30分であり，血栓溶解療法や血管内治療の適応となる可能性がある．
- MRIを撮影し，方針を検討する．

25 min 14:05

MRI検査へ．
拡散強調像で高信号域を認めない．
MRAでは脳底動脈の描出が不良であった 図3-1．

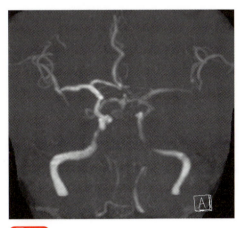

図3-1

60 min 14:40

脳神経外科へコンサルト．
拡散強調像で高信号はないが，脳幹梗塞と考えた．

血管内治療の可能性も考慮し，脳神経外科へ相談し，tPA 投与の上で血管内治療を行うこととなった．

**75 min　14:55**

血管内治療へ．
左椎骨動脈は後下小脳動脈で終わっており，右椎骨動脈造影で脳底動脈の閉塞部が確認された．血栓回収を行い，ICU へ入院．

■ **入院後経過**

出血性合併症は起こさずに経過した．途中人工呼吸器関連肺炎などを来したが，概ね経過良好であり，day 5 に一般病棟へ転棟となった．
followのMRIでは脳幹に広範囲の梗塞巣を認めた．眼球運動で意思疎通は取れるものの四肢は全く動かず，いわゆる閉じ込め症候群となってしまった．
day 50 で療養型病院へ転院となった．

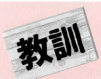

急性期脳幹梗塞の症例であった．外傷を含め，頭蓋内疾患は治療開始までの時間が予後を左右する．そのため早急に診断することが何よりも大切である．
　救急医にとって，高度な意識障害を呈しているものの初療は，まず ABC を安定させ，速やかに CT を撮影することに集約されている．その後に専門家など，他を巻き込んで皆で方針を議論すればよい．
　ちなみに脳梗塞で頭痛は少ないが，本症例のように，全くないというわけではない．

## 第1章のポイント

　病院前の情報から病態や重症度を推測し，到着前に適切な準備を行うことを意識してほしい．どれだけ準備をしていても予期せぬことは起こるものだが，大抵のことは事前に予想できる．

　準備といってもシンプルなもので，Airway, Breathing, Circulationを意識しながら，それぞれの評価と緊急での治療介入の必要性を考えればよい．

　基本的には重症かもしれない，というスタンスで臨んだ方がよい．軽症と決めつけて苦い思いをすることのないように．

　第1章でもあり，本書の中ではかなり軽症の部類となる．何を考えて初療に臨むか，また初療中に何を考えているかを学んでほしい．

第 2 章

# 臨床的ストーリーの構築

　救急外来では患者の problem が多岐に渡ることが多い．1つの異常所見を見つけ，それを main problem に据えて他の問題に対する思考が停止すると，意外なところで足をすくわれることがある．

　意識障害や外因性疾患の患者でよく経験することであるが，起きた結果だけを見てはいけない．なぜそのような状況に至ったかを考えることは，時に結果よりも重要なことがある．

　つまり，患者背景をスタートにして，どのような病態や状況が生じて今回の搬送にまで至ったのか，臨床的ストーリーを構築しないといけない．

# 第2章 臨床的ストーリーの構築

## 症例4 ▶ 70歳代男性の意識消失

**−14 min　12:08　入電**

### ■ 病院前情報

11:00頃に階段の踊り場で倒れているところを通行人が発見し，救急要請．胸がムカムカしてきて，その後は覚えていない．既往症はなし．

**救急隊接触時 vital signs**

意識：JCS 0，瞳孔：4 mm/4 mm 対光反射は両側迅速
心拍数：72 bpm・不整，血圧：140/− mmHg，呼吸数：18/分
SpO$_2$：98%（室内気），体温：35.2℃

発汗著明で顔面蒼白であり，救急隊判断で3次選定となった．
前額部に挫創あるも活動性出血はなし．

### ■ 心構えと準備

基礎疾患の指摘がない方の意識消失発作＋頭部外傷の症例．胸がムカムカしてきた後に意識を失っており，これが正しいとすれば事件性はなさそうである．

vital signs は落ち着いている様子なので，ひとまずは構えずに臨んでも問題ないであろう．

搬送後，ABCの安定を確認したら，意識消失に至った原因について調べる．まずは心原性から除外していきたいので，12誘導心電図と心エコーが必須となる．並行して外傷の評価を行う．

**0 min　12:22　初療室入室**

### ■ 初療

医師3年目のシニアレジデントと共に初療を担当．

### 到着時 vital signs

意識：JCS 0, GCS E4V5M6
瞳孔：4.0 mm/4.0 mm 対光反射は両側迅速
心拍数：114 bpm・不整，血圧：154/93 mmHg，呼吸数：20/分
$SpO_2$：97%（室内気），体温：35.4℃

以下，本人から聴取．
　転倒はしていないと思うが，覚えていない．
　胸痛や背部痛はない．嘔気以外に自覚症状なし．
　検診は受けているが心疾患の指摘はない．過去に同様のエピソードはない．

▶ vital signs は変わらず安定している
▶ じっくり腰を据えて診療を進めよう
▶ まずは血液ガス，心電図，心エコーで評価する

全身を観察．
　前額部の挫創，後頭部に皮下血腫あり．それ以外に外傷痕はなし．
　観察中，褐色の吐物を嘔吐した．
　眼瞼結膜に貧血なし．
　胸部聴診で異常所見なし．
　腸蠕動音は正常で，圧痛も自発痛もないが，圧迫で嘔気あり．

### 初期検査

▶ **動脈血液ガス検査**（室内気）
pH 7.382，$pCO_2$ 40.2 Torr，$pO_2$ 87.5 Torr
$HCO_3$ 23.5 mmol/L，Lac 2.0 mmol/L
Hb 15.6 g/dL，Na 139 mmol/L，K 4.6 mmol/L，Cl 102 mmol/L
Glu 138 mg/dL，Cre 0.81 mg/dL

▶ **12 誘導心電図** 図 4-1
HR 91 bpm，心房細動調律．
V2-6 で ST 上昇あり．
ST 低下を来している誘導はない．

▶ **心エコー**
心収縮能は正常，局所の壁運動異常なし．
壁肥厚はなく，左室流出路狭窄なし．

## 症例 4 ▶ 70 歳代男性の意識消失

弁膜症は明らかなものは認めなかった．
IVC 径は保たれ，呼吸性変動あり．

▶ **腹部エコー**
エコーフリースペースなし．

エコー中にも褐色の吐物
の嘔吐が 2 回あった．

▶ なぜ頻回に嘔吐するのか
▶ 吐物からは消化管出血の可能性も考慮

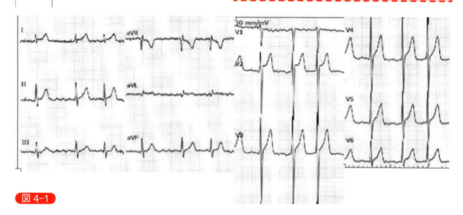

図 4-1

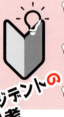

💡 外傷はあるが体表所見からは重症ではない．主たる問題は意識消失発作．

💡 心電図で ST 上昇があるから，急性心筋梗塞が疑わしい．それにより不整脈でも起こして失神したのだろう．

💡 嘔吐も心筋梗塞に伴うものであろう．

レジデントの思考

23 min  12:45

循環器内科当番医へコンサルト．
急性心筋梗塞を否定はできないので，心筋逸脱酵素の follow（その時点では採血結果は出ていないが）と心電図の follow を指示された．

**ポイント 思考停止しない**

心電図変化に心奪われ,その他の所見が見えていない,あるいは都合のよい解釈をしてしまっている状態.重大な見落としは得てしてこういう姿勢から生まれるものである.

- この段階で意識消失の原因は全くわかっていない.
- 心電図で前壁誘導に広範に ST 上昇があるが,いわゆる reciprocal change は認めない.心筋虚血を表した変化でない可能性もある.心エコーもそれを支持する.
- 状況,問題点を整理して,慎重にそれらを繋げる作業を行うべき.
- 胸のムカムカ→意識消失→頭部外傷,が大まかな流れであり,現在わかっている問題点を pick up すると,#1 意識消失前の胸部症状,#2 頭部外傷,#3 心房細動,#4 頻回の嘔吐,#5 褐色の吐物,#6 心電図で ST 上昇.
- 意識消失に関連がありそうなものは #1,#3,#5 あたりで,不整脈による失神の可能性,消化管出血の可能性はある.あるいは全く表に現れていない原因があるかもしれない.
- 不整脈としては頻脈性の心房細動でも失神するが,HR は落ち着いており,やや考えにくい.もともと心房細動の指摘はないので,これを発作性心房細動であると仮定すると,停止時に徐脈になる可能性はある.また消化管出血は rule out した方がよさそうである.
- ここでポイントなのは頻回の嘔吐である.確かに心筋梗塞で嘔吐があってもよいかもしれないが,どうも違う印象.循環不全もないので,あるとしたら頭部外傷か消化管自体の問題.CT 撮影は必須であろう.

**33 min / 12:55**

頭部 CT へ 図4-2.
両側前頭葉,左小脳半球に脳挫傷あり.
左後頭骨骨折あり.

症例 4 ▶ 70 歳代男性の意識消失

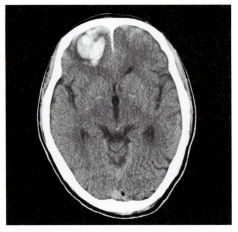

図 4-2

48 min　13:10
直腸診．
消化管出血は否定的な結果であった．

53 min　13:15
脳神経外科へコンサルト．
脳神経外科病棟へ入院となり，保存加療の方針となった．

■ 入院後経過

　入院後の follow up CT では血腫の拡大などはなく，状態は安定して経過した．

　入院中に洞調律に戻ったが，その際に徐脈となり，前失神症状も出現した．今回の意識消失の原因として，洞不全症候群（徐脈頻脈症候群）が考えられた．

　高次脳機能障害があり，リハビリ目的に day 30 に転院となった．

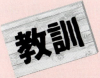

本症例の経過を見て，自分ならこんなことにはならない，と思う読者の方が多いと思う．しかし疲れている時，忙しい時，人はエサに飛びついて思考停止に陥るものである．

救急外来や初療室で全ての所見，情報を辻褄の合うように繋げることはほとんど不可能と言ってもよい．そこで大切なことは決めつけないことと，考えてもわからないものはそのままで置いておくこと．これは決して思考の外に追いやるという意味ではない．

本症例でも意識消失の原因は入院時の段階では不明である．それが入院後に材料が追加されて，初めて判明したのだ（これも絶対ではないが）．

1つの飛びつきやすい所見を見つけて思考停止するのではなく，搬送に至るまでの状況，検査所見，その他情報を可能な限り結びつける努力を怠ってはいけない．

## MEMO ～失神～

一過性意識消失発作，いわゆる失神は，救急ではよく出会う主訴だが，3次救急に限れば，失神の後，意識が回復した状態で搬送されることはまずないと言ってよい．搬送になる例は，失神後に意識障害が遷延している場合と，外傷などで搬送になったものの実は失神が隠れている場合である．

失神後に意識障害が遷延している場合の代表は，ズバリ高齢者である．例えば消化管出血や脱水など，循環血液量が減少した際を例にとると，若年者では意識レベルが保たれていても，高齢者では意識レベルが低下することが多い．脳血流低下への耐性が低いことが原因と考えられる．

意識障害で搬送となった高齢者が，MRIや腰椎穿刺など行っても原因がわからず，経過観察したら数時間で戻ることを時に経験する．痙攣後の経過だろうと思う方が多いだろうが，実は失神後の経過を見ていることもある．覚えておこう．

外傷に隠れた失神，というのは我々の領域では常に考慮しなくてはいけな

い病態である．外傷の派手さに思考を奪われて，なぜ受傷したかを考えないのはいただけない．受傷時のことを鮮明に覚えていなければ，あるいは頭部外傷などで意識障害があったとしても，背後に失神が隠れている可能性を考慮しなくてはいけない．

さて，失神の診療において重要なことはまず失神を疑うことと，次に適切な鑑別診断を進めることである．疑うことは実は難しい．前述したように外傷であれば常に考慮した方がよいし，そうでなくとも倒れていた，などの病歴があれば失神を来す病態が潜んでいる可能性を考えないといけない．

鑑別診断についてはあらゆる書籍やインターネットで容易におさらいすることができると思うが，ポイントは病歴と心血管性失神の除外である．

### ① 病歴

まずは状況をできる限り詳細に調べ上げること．そのためには目撃者の話が非常に重要となってくる．本人は覚えていないから当然である．仮に目撃者がいなくても，救急隊や警察の情報はできる限り細かく聴取すべきである．具体的には以下に注意する．

▶ **発症状況**

排便時，食後，起立時など．状況失神や起立性低血圧などは情報からかなり迫ることができる．

▶ **前失神症状の有無**

眼前暗黒感，嘔気，発汗が代表的．これがあれば心血管性の怖い失神である確率は減少する．

▶ **痙攣の有無**

失神と痙攣発作の鑑別に有用であるが，脳虚血が持続するような状況を続ければ，失神でも痙攣しうる．実際，倒れそうなので支えていた，などの病歴にはよく遭遇する（立位で失神したのに，立位のままにしている）．失禁や舌咬傷が痙攣に多いのは有名であろう．

### ② 心血管性失神，hypovolemia の除外

疾患で覚えるのも悪くはないが，心拍出量が減る病態と考えた方がよい．

失神を疑えば，必ず心電図と心エコーは評価する．

▶ **心電図**

当たり前であるが不整脈を検出する．徐脈はもちろん，著明な頻脈でも左室の拡張が追いつかずに急激にoutputが減少することがある．

pitfallとして覚えておきたいのはQT延長，Brugada型心電図，3束ブロックである．これらは意識して見ないと見逃してしまうことがある．3束ブロックの患者が入院後に完全房室ブロックになることは時々経験する．

▶ **心エコー**

まず大まかに評価するものとして，心収縮能，血管内volumeの評価（下大静脈径，左室内腔のvolume），心囊液貯留の有無を確認する．循環血液量が減少していれば消化管出血の有無，腹腔内出血の有無を必ず確認する．心囊液が貯留していれば心タンポナーデなのか，大動脈解離があるのかをさらに詰める．

忘れてはいけないものは急性肺血栓塞栓症であり，右心負荷所見があれば強く疑う．大動脈解離と肺塞栓は失神や意識障害で搬送となることが意外と多く，3次救急ではその傾向がより強い．

その他の心疾患では，大動脈弁狭窄症はあまりに有名．そのほか閉塞性肥大型心筋症でも失神を来す．

pitfallとして意外に多いものは高齢者のsigmoid septumである．典型的にはこれに脱水が加わり，流出路狭窄を来すことがあるので，覚えておきたい．

# 第2章 臨床的ストーリーの構築

## 症例5 ▶ 自宅で倒れていた80歳代女性

**-15 min   23:25 入電**

### ■ 病院前情報

息子と2人暮らしでADLは自立している．1月1日朝までは特に問題なく過ごしていた．1月1日夕方，息子が帰宅すると会話ができない状態であったが様子を見ていた．1月2日朝も同様であったが反応はあった．2日夜になり反応がなくなったため息子が救急要請．

既往症の指摘はないが，何十年も医療機関を受診していない．

#### 救急隊接触時 vital signs
意識：JCS 200，瞳孔：2 mm/2 mm 対光反射は両側迅速
心拍数：48 bpm・整，血圧：測定不能，呼吸数：12/分
$SpO_2$：測定不能，体温：測定不能

### ■ 心構えと準備

ちょっと救急要請までの時間が長いことが気になるが，徐々に具合が悪くなって，ついに高度な意識障害を呈したために救急要請に至った様子．

血圧は恐らくかなりの低値である．それにも関わらず徐脈．さらに呼吸も頻呼吸になりそうなところなのに，そうではない．$SpO_2$や体温も循環不全を表していると思われる．

救急を専門にしていれば一発で診断できそうな症例．冬の寒い日に倒れていて，このvital signsとくれば，まず低体温を疑う．

とは言っても重症例．復温が完了するまで循環を維持しないといけない．気管挿管は恐らく必要であり，すぐに行えるように準備をしておく．循環モニタリングのために，到着後すぐに鼠径よりシースを挿入する．

**0 min   23:40 初療室入室**

### ■ 初療

案の定，体はとても冷たかった．

### 到着時 vital signs

意識：JCS 100，GCS E1V1M4

瞳孔：2.5 mm/2.5 mm 対光反射は両側迅速

心拍数：40 bpm・整，血圧：測定不能，総頸動脈は触知

呼吸数：16/分

$SpO_2$：88%（リザーバーマスク 10 L/分），体温：測定不能

右背部と右大転子部に褥瘡あり．

- ▶ 長い時間倒れていた様子
- ▶ まずシースを挿入し，血圧をモニタリング
- ▶ 深部体温で低体温の診断を確定する

5 min 23:45

大腿動静脈にシースを挿入，復温のため体外式加温機の準備を指示．動脈血圧は 50/30 mmHg ほどとかなり低値であった．

7 min 23:47

温度センサー付き尿道カテーテルを挿入．
膀胱温は 27.4℃であった．
意識レベルは変わらなかった．

### 初期検査

▶ **動脈血液ガス検査**（リザーバーマスク 10 L/分）

pH 7.392，$pCO_2$ 31.9 Torr，$pO_2$ 376.0 Torr

$HCO_3$ 19.0 mmol/L，Lac 1.7 mmol/L

Hb 12.3 g/dL，Na 140 mmol/L，K 3.7 mmol/L，Cl 106 mmol/L

Glu 113 mg/dL，Cre 1.02 mg/dL

▶ **12 誘導心電図**

HR 40 bpm，洞調律．
広範に J 点の上昇を認める．

▶ **心エコー**

心収縮能は正常下限程度，局所の壁運動異常なし．
弁膜症は中等度以上のものは認めなかった．
IVC は虚脱していた．

第 2 章 臨床的ストーリーの構築

**救急医の思考**

- 病態の中心にあるのは偶発性低体温症で間違いない．vital signsの異常は概ねこれで説明がつく．
- 酸素化は問題ない．やはり$SpO_2$は循環不全のため正確に反映していなかったと思われた．
- 高度な意識障害は遷延しており，気道確保は必要．
- とりあえずの治療として，復温と脱水是正のための輸液を行う．
- 低体温では血圧は低め許容であるが，少し低すぎる．さらに復温に伴って血管が拡張し，さらなる低下も見込まれる．ノルアドレナリン持続点滴のため，中心静脈カテーテルの挿入が必要．
- 復温中，VFなど，致死的な心室性不整脈が出現する可能性があり，有事に備える．

 **復温時こそ恐い低体温**

　温めたら終わり，ではないのが低体温の恐いところである．
　低体温時は代謝が極限まで落ち込んでいる状態なので，酸素の消費は少なく，循環の需要も著明に減少している．この症例の血液ガスもそれを表している．
　最も備えるべき心室性不整脈はある程度復温が成ってから生じることが知られている．最悪の場合，人工心肺を回すところまで想定しておく必要がある．
　また，ほとんど全ての症例で，復温に伴って血圧が低下する．低体温時は血圧が低めでも循環の需要は維持できるが，体温の上昇と共に高用量のカテコラミンを要することはしばしば経験する．

**10 min　23:50**　気管挿管．

**15 min　23:55**　右内頸静脈より中心静脈カテーテル挿入．ガイドワイヤーが心室内に入らないように留意した．

　少量のノルアドレナリンの持続点滴を開始した．

**ポイント** **心室性不整脈**

不整脈を誘発する危険があるので，低体温時は心臓を刺激しないように．徐脈であっても静脈ペーシングは原則禁忌である．

---

**20 min　00:00**

温輸液と体外式加温機で復温を開始．
血圧は 70/40 mmHg ほどで保たれた．

▶ ひとまず初期対応は完了
▶ 循環維持と不整脈に注意して管理を継続する

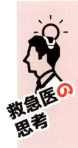

**救急医の思考**

💡 さて，これで終わってよいのであろうか？

💡 超高齢ではあるが，もともと元気であった方の低体温症例．この体温で動けなくなるのは間違いないが，倒れていた原因は低体温ではない．平熱だった人が突然低体温にはならない．

💡 よくある原因は，脳卒中，痙攣発作など．高齢では感染症も頻度が高い．初療で行っておくべき検査として，頭部 CT は必須．各種培養検査も行っておく．

---

**40 min　00:20**

頭部 CT を撮影．
右頭頂葉から側頭後頭葉，左前頭葉に多発する脳梗塞を認めた

図 5-1．

▶ 脳梗塞を発症し，活動性が低下した結果低体温に至ったと推測
▶ 多発しており，塞栓の可能性が考えられる

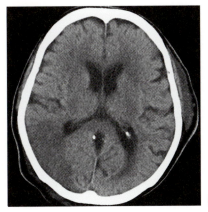

図 5-1

症例5 ▶ 自宅で倒れていた80歳代女性

**50 min | 00:30**

各種培養を採取．
心拍数：50 bpm，血圧：80/50 mmHg，膀胱温 29.2℃．

息子に聞いたが，不整脈の指摘はなし．
ただ医療機関はやはり長年受診していなかった．

**140 min | 02:00**

膀胱温 33.4℃まで復温．
心拍数：58 bpm，血圧：72/46 mmHg（ノルアドレナリン 0.1 γ 投与下）．

**150 min | 02:10**

ICU 入室．

■ **入院後経過**

　復温を継続し，36℃まで上昇した段階で加温を終了した．ノルアドレナリンを使用しないと血圧が維持できなかった．また，入院後心房細動がドキュメントされており，発作性心房細動を基礎とした心原性脳塞栓症と診断した．
　day 2 に発熱と喀痰の増加，酸素化低下があり，肺炎として治療を開始した．意識レベルの改善は乏しく，day 4 に気管切開術を施行．
　以降は安定して経過し，人工呼吸器も離脱したが意識の改善に乏しく，day 28 に療養型病院へ転院となった．

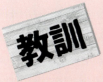

前の症例もそうであるが,「倒れていた」という症例が搬送となった場合,倒れた結果できたもの(症例4では脳挫傷,症例5では低体温)が前面に出てくるが,なぜそうなったかを考える癖はつけておいてほしい.

真実は常に1つだが,目撃していた人がいるわけでも,その時点での体内の状況を把握する術があるわけでもない.だからといってそこに着目せずに診療を進めると,思わぬ落とし穴にハマることがある.

真実に迫る姿勢を常に持ち,臨床的に妥当と思われるストーリーを構築したい.

## MEMO 〜低体温〜

我々3次救急を生業にするものにとっては非常にありふれた疾患である.ほとんどが環境因子によるもので,もちろん冬季が多い.

低体温の定義は深部体温が35℃未満を指す.触った瞬間に冷たければすぐに疑うことができるし,寒冷環境であれば救急隊が教えてくれる.ただ高齢者などはそこまで冷え切った環境でなくとも低体温になることがあるので,大切なことは疑うことである.

腋窩温は信頼度が低いので,高くても低体温は否定できないし,低くても低体温でない可能性もある.膀胱温や直腸温を確認したい.

低体温ではあらゆる臓器機能が障害されるが,循環,中枢神経,凝固障害が特に問題となる.中でも致死的不整脈の発生には細心の注意が必要で,一度起きるとなかなか止まらないことも多い.

体温が下がるごとにどのような症状が出るかは個人差が非常に大きく,本などの情報は参考程度にしておくとよい.

概説すれば,34〜35℃程度ではシバリングが起きるが,32℃あたりからシバリングは消失し,意識障害もほぼ必発となる.28〜30℃あたりが心室

細動の危険性が高く，瞳孔も散大するようになる．それよりさらに低くなると，昏睡状態で血圧や代謝は著減する．

低体温の治療は加温であるが，何で温めるのか，またそれをどう選択するのか．また心停止の際にどうするか，など，特殊性が高い．

【加温方法】
- 循環動態が安定しており，深部体温 30℃以上
    → 電気毛布やその他体外式の加温機を用いて緩徐に復温する．
- 循環動態が不安定，または深部体温 30℃未満
    → 内部からの復温を考慮する．胃や膀胱，時には胸腔，腹腔にドレーンを挿入し，温めた生食などで灌流を行う．体表からの復温より効果的である．

これらに定まった答えはないが，致死的不整脈や循環のさらなる虚脱はいつでも起きる可能性があり，危機に備えておくことは言うまでもない．また最も迅速な復温方法は，ECMO を回しての熱交換器である．心肺停止の際には考慮すべき方法である．

最後に，重症低体温の初療のポイントを挙げておく．

### ① 輸液

まずもって脱水であることが多い．末梢静脈路を確保したら急速輸液を行う．

### ② モニター管理

急な心停止が起きうる状況であり，A line はあった方が望ましい．橈骨動脈は触れないことがほとんどなので，そういう場合はシースを挿入する．血圧は低くて当たり前であり，また代謝はかなり落ちているので血圧が低値でも焦らない．

### ③ 処置は愛護的に

ほんの少しの物理的刺激で容易に心室細動が誘発される．徐脈だからといって，一時ペーシングなどは行わなくてよい．

### ④ 心停止時の対応

CPA の判断は慎重に行うべき（徐脈であるのでわかりにくい）である．不要な胸骨圧迫は心室細動を誘発することがある．

心室細動でなければ通常の CPR を開始し，並行して加温を行う．上述したように ECMO が理想的だが，適応は慎重に判断したい．

注意すべきこととして，死亡確認は少なくとも 30℃以上になってから行う（理想はもう少し上昇させたいところだが）．

蘇生後脳症に低体温療法があるように，低体温時は代謝が著明に低下するので，長時間の心停止の後でも survive する例が存在する．

心室細動であれば除細動を行うが，目安として 30℃以下であれば除細動は原則 1 回までとする．繰り返しの除細動や薬剤投与よりも復温を優先した方がよい．

本編でも触れたが，復温過程で心室細動になることがあり，注意が必要．

### ⑤ β刺激薬

低体温では心電図変化として，J 点が上昇する，いわゆる Osborn 波を高頻度に認める．J 点上昇に対して当院ではイソプロテレノールを持続点滴投与し，心室細動の予防としている．

### ⑥ その他

なぜ低体温に至ったか，背景にある基礎疾患の検索を怠らない．復温を無事に完了したら治療が終了とはならない．むしろ開始である．

# 第2章
## 臨床的ストーリーの構築

## 症例6 ▶ 60歳代男性の呼吸困難

**−12 min  12:28 入電**

### ■ 病院前情報

当院外科にかかりつけ，ADLの自立した独居男性．本日外来受診日であったが動けなくなったと妹に連絡があり，妹が訪問．冷蔵庫に寄りかかって動けなくなっている傷病者を発見．呼吸困難と体動困難の訴えあり．妹が救急要請．

### 救急隊接触時 vital signs

意識：JCS 1，瞳孔：3 mm/3 mm 対光反射は両側迅速
心拍数：102 bpm・整，血圧：92/60 mmHg，呼吸数：34/分
$SpO_2$：86％（室内気）→95％（リザーバーマスク8 L/分）
体温：35.8℃

### ■ 心構えと準備

呼吸困難で動けない様子．前日までの状態がわからないが，冷蔵庫によりかかっているところを考えると，突然発症なのかもしれない．

酸素投与でギリギリ保たれているが，呼吸困難の割に血圧が低い．単純に呼吸器が悪さをして酸素化が不良な場合，血圧は上昇することが多く，それを踏まえるとショックなのかもしれない．

脈が触知できれば，まず橈骨動脈からA lineを確保し，血圧をモニターする．呼吸状態は不良と思われ，気管挿管はいつでも行えるように準備はしておく．速やかに心エコーを当て，ショックの原因検索を行い，ABCが安定していればCT撮影と進みたい．また可能な限りカルテから情報収集も行っておく．

### カルテより

高血圧と前立腺肥大症で近医かかりつけであり，当院からの処方はなし．血便があり1カ月前に当院外科初診．CT検査で直腸癌疑いとなり，今後精査の方針であった．

## ■ 初療

努力様呼吸を呈しており，表情は苦悶様．

**到着時 vital signs**
意識：JCS 0，GCS E4V5M6
瞳孔：3.0 mm/3.0 mm 対光反射は両側迅速
心拍数：98 bpm・整，血圧：92/64 mmHg，呼吸数：40/分
$SpO_2$：96%（リザーバーマスク 8 L/分），体温：35.2℃

四肢冷感と網状皮斑あり．
　左上肢の色調が不良であり，自動運動ができず，感覚が低下している．
　左橈骨動脈触知不能，右橈骨動脈は触知可能．
　頸静脈は張っているように見える．

> ▶ 救急隊の情報とそれほど変わらない
> ▶ 予定通り A line を確保し，血圧をモニタリング
> ▶ 左上肢の血流が低下している？

右橈骨動脈より A line を挿入．
動脈血圧は 90/60 mmHg ほどと何とか保たれていた．
本人は呼吸困難と左上肢の痛みをしきりに訴えている．
　呼吸困難と上肢の痛みは，どちらが先かわからないが，いずれも突然発症とのことであった．

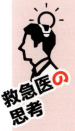
**救急医の思考**

- 突然発症の左上肢の動脈血流途絶が上肢の痛みの病態と思われる．
- まず考えつくのは左鎖骨下動脈を巻き込んだ急性大動脈解離であろうか．ただ解離であれば血圧は痛みの影響もあり上昇するはずである．右上肢の血流も巻き込まれている可能性はあるが．
- 解離で体血圧が低いとくれば，心タンポナーデを考えないといけない．頸静脈の圧も高そうである．
- 心房細動はドキュメントされていないが，左上肢の動脈に塞栓を起こした可能性はある．ただ血圧が低めなのは不可解である．
- 心エコーが有益な情報を与えてくれるのは間違いない．初期検査で方針を決定する．

## 症例6 ▶ 60歳代男性の呼吸困難

**初期検査**

▶ 動脈血液ガス検査（室内気）

pH 7.357，pCO$_2$ 27.5 Torr，pO$_2$ 62.7 Torr
HCO$_3$ 13.5 mmol/L，Lac 6.2 mmol/L
Hb 7.7 g/dL，Na 139 mmol/L，K 3.9 mmol/L，Cl 120 mmol/L
Glu 122 mg/dL，Cre 2.79 mg/dL

▶ 12誘導心電図 図6-1

HR 86 bpm，洞調律．
Ⅲ誘導でQ波，T波の陰転化あり，V1-3でもT波の陰転化あり．

▶ 心エコー 図6-2

右心系の拡大があり，左室は圧排されている，いわゆるD-shapeの所見．
心収縮能は正常下限程度，局所の壁運動異常なし．
中等度三尖弁逆流あり，最大圧較差38 mmHg．心嚢液の貯留はなし．

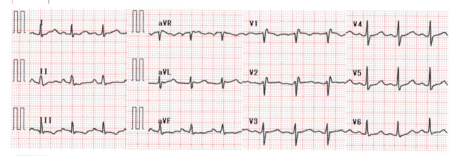

図6-1

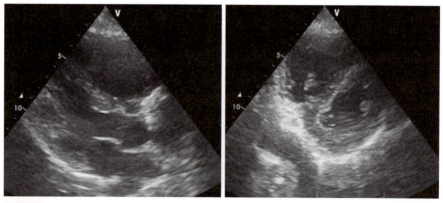

図6-2

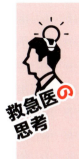

- 💡 循環不全を反映した代謝性アシドーシスがあり，呼吸で代償している状態．貧血はもともとあるようであり，直腸癌の影響かもしれない．
- 💡 12誘導心電図の解釈は著明な右心負荷所見．
- 💡 心エコーも著明な右心負荷を表しており，output は減少していると考えられる．
- 💡 酸素化不良と血圧の低値，ショックは肺塞栓が原因と思われる．腎機能障害はあるようだが，造影 CT は診断に必須であろう．
- 💡 左上肢の動脈血流低下についてはわからない．解離と肺塞栓が同時に起こっている可能性はゼロではないが考えにくい．塞栓の可能性はあるが，肺動脈と同時に起こるのであろうか．
- 💡 ひとまず造影 CT へと進みたいが，肺塞栓だとして，貧血や出血が疑われる状況で血栓溶解療法は選択できない．これは難しい症例となりそうだ．

**18 min 12:58**

ABC はギリギリ保たれていると判断し，造影 CT へ．

両側肺動脈主幹部に血栓を認めた．
左腋窩動脈より末梢は flow が消失しており，同部位で血栓閉塞していた．
直腸粘膜は肥厚しており，所属リンパ節の腫脹を認めた．
右下腿に深部静脈血栓あり．

▶ ギリギリ保たれている症例の CT は非常に危険
▶ 心停止に備え，多めの人員で検査へ移動する

▶ 診断は急性肺血栓塞栓症＋左腋窩動脈塞栓
▶ 背景を考えれば血栓溶解療法は難しい
▶ 治療方針は？

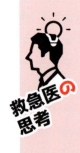

**救急医の思考**

- 左腋窩動脈の塞栓は緊急手術が必要で，心臓血管外科へ連絡．
- 血栓溶解療法は禁忌に近いが，左上肢のこともあり，ヘパリンは使用すべきであろう．となれば右下腿 DVT に関して，IVC フィルターは必須ではない．リスクはあるが．
- 今後手術まで，あるいは術中術後を含めて，循環は維持できるのであろうか．collapse した場合は VA ECMO が必要となる．手術中を含めていつでも導入できる準備が必要．
- Hb の値に余力はなく，輸血はしておく方が無難であろう．酸素運搬面でも有利に働く．
- 腎機能障害があり，入院後に尿量の確保や溶質除去が不十分になる可能性がある．いつでも CHDF を回せるよう，ブラッドアクセスカテーテルは挿入しておく．
- 手術の方針でもあり，気管挿管も行い，酸素化も担保しておく．
- 関係各所へ連絡すると同時に，手術室入室までにこれらを遅滞なく行わなくてはいけない．人を集めて同時並行で行う．

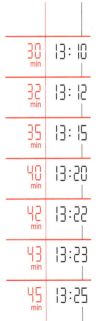

30 min / 13:10　関係各所へ連絡．輸血もオーダー．

32 min / 13:12　ヘパリン 5000 単位静注．

35 min / 13:15　気管挿管．

40 min / 13:20　右内頸静脈より透析用ブラッドアクセスカテーテル挿入．

42 min / 13:22　右鼠径より動静脈シースを確保．

43 min / 13:23　ノルアドレナリン持続点滴開始．

45 min / 13:25　RBC 4 単位輸血開始．

50 min  13:30  手術室へ．

170 min  15:30  ICU 入室．
手術は問題なく終了し，赤色血栓を回収し，左上肢の血流は復活した．抗凝固療法として，ヘパリンの持続点滴を開始．

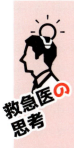

- 肺塞栓に関しては抗凝固療法を継続し，ひとまずは経過を見よう．
- 恐らくは悪性腫瘍を背景に凝固能異常を来し，血栓傾向から肺塞栓を起こしたものと推測される．しかし，なぜ動脈系と静脈系に，それもほぼ同時に塞栓を起こしたのであろうか．
- 全身性の塞栓を起こすのであれば，例えば敗血症でのいわゆる septic emboli などを想像するが，今のところ感染の印象はない．
- 一元的に説明するには，やはり心内シャントの存在が情報としてほしいところである．
- もう少し詳しくエコーで見た方がよさそうである．

210 min  16:10  経食道心エコー施行．
卵円孔開存が判明．さらにそこから右室内に伸びる血栓を認めた．

### ■ 入院後経過

　少量ノルアドレナリンで循環は維持され，酸素化も経時的に改善を認めた．
　day 2 に再度心臓血管外科へ依頼し，右室内の血栓除去と卵円孔閉鎖術を行った．その後も状態は安定し，幸い出血性の合併症は来すことなく経過した．
　day 4 に抜管し，day 5 より食事を再開．day 6 に一般病棟へ転棟となった．
　抗凝固療法は継続し，day 10 に外科へ転科し，直腸癌の精査を行う方針となった．

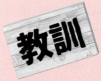

重症例であったが，何とか救命できた．ただ途中でcollapse し，VA ECMO となる可能性もあった症例．右室内血栓も何とか飛ばずに耐えてくれた．運の要素もあったかもしれない．

最初の手術から帰室後に経食道心エコーを当てていなかったら急変もあり得た．なぜ肺塞栓と動脈塞栓が同時に起こっているか，という疑問に真摯に向き合った結果と言える．そんなことは当然，と言われてしまうかもしれないが，診断がついた時点で思考をやめる人のいかに多いことか．

肺塞栓が先行し，右心系の圧が上昇する．その結果，卵円孔を介した右-左シャントが生じやすくなり塞栓子が形成された，と考えるのは決めつけすぎかもしれない．しかしストーリーに妥当性はあると思う．

本当のところは誰にもわからないものだが，真実に迫る努力は継続しないといけない．

### 第2章のポイント

1つの所見に気を取られて，他の問題点に対する思考停止に陥ってはいけない．臨床的 problem，搬送に至った原因，検査所見，これら全てを結びつけるのは時に困難であるが，広い視野で様々な可能性を考え，妥当な臨床的ストーリーを構築することを意識してほしい．

# 第3章
# 判断・決断・行動

前章では思考停止することなくストーリーを構築することの重要さを述べた．しかしこれは状態が落ち着いていて，時間の猶予がある場合の話．

時間の猶予のない不安定例においては，介入すべきものに優先順位をつけ，それぞれの現象に適切に介入していかないといけない．それもほんの短時間で判断しなくてはいけないのだ．

一瞬の決断が救命の成否を分ける．これは確かに事実ではあるが，正解の行動をしなければいけないという意味ではない．そもそも限られた時間，情報で正解を導き出すことは難しい（正解があるとして）．

結果的に間違っていたとしても，その時点で妥当な決断，行動であればそれでよい．

# 第3章 判断・決断・行動

## 症例7 ▶ 60歳代男性の腹痛

−15 min　22:40　入電

### ■ 病院前情報

22:15頃，テレビ鑑賞中に突然上腹部痛を訴え，動けなくなったため妻が救急要請．既往に急性心筋梗塞，心房細動があるとのこと．

### 救急隊接触時 vital signs

意識：JCS 1，瞳孔：3 mm/3 mm 対光反射は両側迅速
心拍数：84 bpm・不整，血圧：60/50 mmHg，呼吸数：32/分
$SpO_2$：95%（リザーバーマスク6 L/分），体温：36.4℃

### ■ 心構えと準備

　突然の発症であり，心血管系の病態が想定されるがどうだろうか．既往に心筋梗塞があるので，今回も同様である可能性がまず考えられる．

　vital signsは重症さを物語っている．血圧は維持されず，頻呼吸である．循環が悪いため$SpO_2$が低いのか，あるいは実際に酸素化が悪いのかはわからない．

　酸素化が実際に悪いとすれば，突然発症でもあり，右心負荷を伴う肺塞栓なども想定される．心筋梗塞だとしても，心原性ショックで肺水腫を来していれば矛盾しない．

　実は酸素化が悪くないと仮定すれば，単に血圧が維持できない突然発症の病態ということになる．腹痛に関連付ければ大動脈疾患や，心房細動があるのでSMA塞栓なども考慮される．

　ただ腹痛はアシドーシスだけでも生じる．つまり，ショックを来すような病態では腹痛があっても全然おかしくない．

　まず動脈血圧のモニタリングを行う．橈骨動脈ですぐ取れそうならそうするが，触知が心許なければ鼠径のシースに切り替えたい．

　自発呼吸でアシドーシスを是正している状況が想定されるため，気管挿管はひとまず準備だけをしておく．

それらと並行して12誘導心電図を取り，同時に心エコーと腹部エコーを行い診断に迫る．

### ■ 初療

**0 min　22:55　初療室入室**

#### 到着時 vital signs

意識：JCS 10，GCS E3V5M6
瞳孔：3 mm/3 mm　対光反射は両側迅速
心拍数：98 bpm・不整
血圧：90/57 mmHg，呼吸数：43/分
$SpO_2$：100%（リザーバーマスク 10 L/分）
体温：35.9℃

▶ 血圧や酸素化は何とか保たれている
▶ 著明な頻呼吸であり，重症感が漂う

**4 min　22:59**

右鼠径より動静脈シースを確保．
末梢が締まっているせいか，橈骨動脈はやはり触知不良であった．鼠径よりシースを挿入し，動脈圧をモニタリングした．血圧は 90/60 mmHg ほどであった．

#### 初期検査

▶ **動脈血液ガス検査**
　　（リザーバーマスク 10 L/分）
pH 7.384
$pCO_2$ 22.9 Torr，$pO_2$ 228.0 Torr
$HCO_3$ 13.4 mmol/L，Lac 8.1 mmol/L
Hb 9.4 g/dL，Na 137 mmol/L
K 3.8 mmol/L，Cl 107 mmol/L
Glu 240 mg/dL，Cre 1.30 mg/dL

▶ **腹部エコー**
腹部大動脈の拡張と，周囲に fluid の貯留を認めた．

▶ **12誘導心電図**
HR 94 bpm，心房細動調律．
V1-4 で異常 Q 波があるが，ST-T 変化は認めなかった．

▶ **心エコー**
心収縮能は軽度低下，前壁で壁運動が低下している．

▶ 腹部大動脈瘤の破裂で間違いなさそう
▶ 恐らくは前壁の陳旧性心筋梗塞と思われる
▶ CT撮影し，確定診断と病変の評価を

第3章　判断・決断・行動

心嚢液の貯留はなし．
軽度僧帽弁逆流あり．
IVC は虚脱．

造影 CT を撮影 図7-1 ．輸血をオーダー．
造影剤漏出像を伴う腹部大動脈瘤破裂と確定診断．心臓血管外科へ連絡．

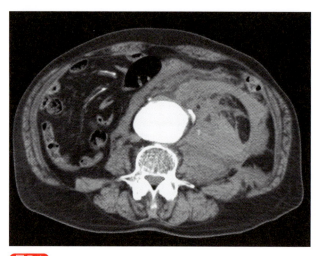

図 7-1

💡 血圧は何とか保たれているが，今後も続くとは限らない．出血はまだ持続している．内因性のカテコラミンで何とか維持しているに過ぎない．

💡 今後の collapse は容易に想像できる．診断して終わりでは救命はできない．

💡 治療の肝は大量輸血と可及的速やかに止血すること（手術）．そして何よりも CPA にしないこと．

💡 果たして手術までに循環を維持できるであろうか．

| 25 min | 23:20 | 右内頸静脈より透析用ブラッドアクセスカテーテルを挿入し，急速輸血を開始した． | ▶急速輸血を行うにはなるべく太いルートを<br>▶透析用のルーメンから大量に輸血を行う |

| 27 min | 23:22 |

血圧が徐々に下降し，60/40 mmHg ほどに．意識レベルも低下．輸血をポンピングし，少量のノルアドレナリン持続点滴を開始した．一過性に血圧は 80/50 mmHg ほどに上昇するが，手を止めるとまた下降する．

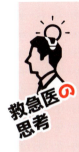

- 💡 もはや一刻の猶予もない．このままでは CPA になってしまう．そうなれば蘇生はまず不可能だろう（原因の除去ができていない）．
- 💡 ポンピングしながら手術室へ運ぶか，それとも大動脈遮断を行うか．手術室へは急ぎたいが，この状況で手術しても助からないかもしれない．
- 💡 IABO での血流遮断を選択する（MEMO 参照）．

| 32 min | 23:27 |

IABO 開始．
右鼠径のシースを太いものに変更し，そこから IABO 用のバルーンカテーテルを挿入し，inflate した．血圧は速やかに上昇し，110/60 mmHg ほどに．

### ポイント IABO

詳しくはこの後の MEMO で扱う．

外傷など，大量出血時の止血までの繋ぎとして使用する．腹部臓器含め血流を遮断（置く場所にもよるが）するので，定期的に deflate しないといけない．

血圧が上昇すると感動すら覚えるが，遮断している効果なので，当然と言えば当然．止血を急ぐことに何の変わりもない．治療ではなく，時間稼ぎである．

**37 min** **23:32** 薬剤は最小限にして，気管挿管を施行．
代謝性アシドーシスの是正のため，過換気を維持．

**44 min** **23:39** 手術室へ．
手術中，適宜 deflate を行いながら出血をコントロール．瘤の頭側の大動脈をクランプした段階で IABO は終了．I グラフトで置換し，ICU へ．

### ■ 入院後経過

循環，呼吸はかなり落ち込み，カテコラミンを使用し何とか循環を維持した．適宜輸血製剤も使用した．また乏尿であり，溶質除去やアシドーシス改善が不十分と判断し，CHDF も開始した．

腎機能は徐々に改善し，CHDF は早期に離脱できた．呼吸状態も改善したため，day 8 に抜管した．

day 12 より経口摂取を開始し，day 14 に一般病棟へ転棟した．リハビリを行い，day 45 に自宅退院となった．

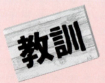

腹部大動脈瘤破裂の症例．破裂時に血圧がガツンと下がり，その後内因性のカテコラミンがパワーを発揮し，血圧はいったん上昇．しかし出血は持続しており，再度維持できなくなった．もたもたしていると CPA となってしまうような状況である．

手術室に搬送する選択肢もあったが，輸血が追いつかずに心停止となる危険性が高く，IABO を選択した．開胸での大動脈クランプも選択肢だが，その後開腹することを考えると，開胸は避ける方が望ましいと考えた．

状況を的確に把握し，次の瞬間にどの一手を選択するか，可及的速やかに決断していく．初療では非常に重要なファクターである．もちろん恐さもあるが，正しいと思う行動を選択していくことしか我々にはできないのだ．

# MEMO　～IABO（Intra-Aortic Balloon Occlusion）～

　大動脈内にバルーンカテーテルを留置し，バルーンを膨らませることで血流を遮断する．主に緊急止血が必要な外傷症例で使用し，出血部（あるいは出血していると思われる部位）より近位にバルーンを留置して止血までの時間を稼ぐ．

　救急や放射線を専門としている人には馴染みのあるデバイスと思うが，あまり見たことのない人の方が多いだろう．しかし挿入手技自体に特に難しいところはないので，ポイントさえ押さえればすぐにできるようになる．

　現在ではバルーンカテーテル自体がかなり細くなり，7Fr. が主流である．当院では基本的に 8Fr. シースを使用している．7Fr. のバルーンカテーテルを挿入してもシースとの間に隙間ができるので，動脈圧測定が可能となる．これにより遮断の程度の判断に利用できる．

　シースから備え付けのワイヤーを先進させ，それに沿ってバルーンカテーテルを挿入する．挿入長は体表から測定して決めるが，やはり透視がある方が安全であり望ましい．細かい挿入手技については割愛するが，管理の上でのポイントは以下の2点である．

### ① 安心しない

　near CPA においては，IABO を inflate すると血圧は著明に上昇し，まるで止血が得られたかのような錯覚に陥ることがある．ここでホッとしてしまい止血までの時間がかかってしまうようだと救命は困難となる．冠血流と脳血流を短時間担保し，その間に止血処置（TAE，手術）へと進む．IABO を inflate しただけでは治療は何も終わっていないことに留意する．

　また，止血が得られており，血圧が安定していたとしても，バルーンを再び deflate すれば血圧は再度下降する．これは再出血を示唆するものではない（否定はできないが）．

　腹部以下は著明な hypovolemia で，上半身だけ満たされていた状況から，deflate と同時に再分布が起こり，全身の hypovolemia となるからである．つまり，IABO を inflate している間も輸血，輸液負荷の手を緩めては

いけない．

#### ② 臓器虚血をなるべく起こさない

　バルーンで血流を遮断した段階で血圧は確実に上昇するが，収縮期100 mmHgを超えるような血圧を目指す必要はない．もっと低くてもよいくらいである．臓器虚血の観点から，ある程度の血圧低値は許容し，部分遮断とした方がよい．

　当院では完全遮断は30分を超えないように管理し，また部分遮断を心がけている．完全遮断も部分遮断も虚血には変わりないので，できる限り止血を急ぐことには何の変わりもない．

　さて，適応に関してはかなり施設間での差があると思われる．一般的には重症外傷で，輸液に反応しないnon responder症例か，いったんは反応するもすぐに血圧が下降してしまうtransient responder症例であろう．IABOをinflateしている間にTAEやdamage control surgeryを行う．

　腹部大動脈瘤の破裂でも，安全に行えるのであれば有用な一時凌ぎのデバイスとなりうるが，大動脈瘤内や蛇行した動脈硬化の強い血管に留置するので，外傷症例と比較するとやや難しい．

# 第3章 判断・決断・行動

## 症例8 ▶ 60歳代男性の吐血

**-19 min　08:25　入電**

### ■ 病院前情報

アルコール依存症，肝硬変の男性．姪が訪問したところ，居室内で倒れている傷病者を発見し，救急要請．周囲に吐血痕があった．

### 救急隊接触時 vital signs

意識：JCS 100，瞳孔：5 mm/5 mm 対光反射は両側鈍い
心拍数：90 bpm・整，血圧：測定不能，呼吸数：24/分
$SpO_2$：84％（リザーバーマスク10 L/分），体温：35.0℃

### ■ 心構えと準備

　循環不全は間違いないであろう vital signs である．その割に呼吸数は多くなく，アシデミアが予想される．だとすれば短時間で CPA に至るかもしれない．
　ショックだけでも意識障害の原因として矛盾しないが，頭蓋内疾患，肝性脳症あたりも念頭に置いておく必要がある．吐血痕があるとのことだが，基礎疾患を考慮すれば静脈瘤の破裂などを想定する．
　酸素化はショックの影響でうまく $SpO_2$ が反映していない可能性もあるが，誤嚥などで実際に悪いのかもしれない．

　搬送後速やかに動脈血圧のモニタリングを行うため，シースを挿入する．
　高度な意識障害，ショックであり，かつ呼吸性代償が追いついていないと思われるので，気管挿管を行い過換気に設定する．それらと並行して心エコーを行い，ショックの原因を考える．

**0 min　08:44　初療室入室**

### ■ 初療

#### 到着時 vital signs

意識：JCS 300，GCS E1V1M1
瞳孔：6 mm/6 mm 対光反射は両側消失

心拍数：135 bpm・整
血圧：測定不能，呼吸数：12/分
SpO₂：測定不能，体温：34.6℃

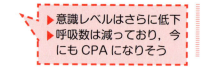
▶ 意識レベルはさらに低下
▶ 呼吸数は減っており，今にもCPAになりそう

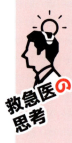

💡 near CPAの状態と思われる．

💡 急速輸液を行い，心臓が止まりそうになれば希釈アドレナリンなどの循環作動薬を投与し循環を維持する．恐らくは著明なアシデミアを呈しており，炭酸水素ナトリウムを準備する．

💡 バッグバルブマスクで過換気にし，速やかに気管挿管を行う．

💡 シースを挿入し，血圧をモニターする．

💡 全てを同時並行に行い，CPAにしてはいけない．

**4 min　08:48**

右鼠径より動静脈シースを確保．
末梢が締まっているせいか，橈骨動脈はやはり触知不良であった．鼠径よりシースを挿入し，動脈圧をモニタリングした．血圧は90/60 mmHgほどであった．

**初期検査**

▶ 動脈血液ガス検査（リザーバーマスク10 L/分）
pH 6.757，pCO₂ 50.9 Torr，pO₂ 98.7 Torr
HCO₃ 6.8 mmol/L，Lac 測定不能（異常高値）
Hb 7.3 g/dL，Na 135 mmol/L，K 4.2 mmol/L，Cl 104 mmol/L
Glu 312 mg/dL，Cre 1.35 mg/dL

▶ 心エコー
心収縮能はびまん性に軽度低下し，EF 40～50%程度．
中等度以上の弁膜症は認めない．
IVCは虚脱．

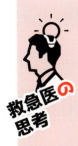

- 血液ガスはパニック値．とんでもないアシデミアである．
- ショック，アシドーシスの原因は吐血であろうか．少なくとも hypovolemia の要素はあり，急速輸液は有益と思われる．
- 血管内脱水でこの Hb 値なので，高度な貧血が存在するのは間違いない．
- まずアシドーシスを何とかしないことには救命は困難である．
- 初期戦略が生死を分けることに繋がる．輸血に関してはオーダーがまだであり，すでに出遅れてしまった．
- 循環不全に対して輸液，輸血，原因検索を．呼吸性代償のため強制過換気を．

**8 min　08:52**

輸血をオーダー，急速輸液を継続．
HR 50 bpm ほどの徐脈に，血圧も 60/40 mmHg ほどに低下．
希釈アドレナリンを投与しつつ，8.4％炭酸水素ナトリウムを 100 mL ほど急速投与した．アルコール多飲の症例であり，並行してビタミンも投与した．

### ポイント　炭酸水素ナトリウム

一般に，アシデミアだから投与，というのは推奨されない．適応があるのは高 Cl 性のアシドーシスである．
しかしながら本症例のように高度なアシデミアの場合は，救命のために投与せざるを得ないケースもある．

**11 min　08:55**

CHDF の準備を依頼．
循環動態が不安定であり，薬剤投与は行わずに気管挿管施行．
過換気に設定した．
胃管を挿入すると，暗赤色の液体が回収されたが，少量の水で洗浄するとすぐに薄まった．

症例8 ▶ 60歳代男性の吐血

**14 min / 08:58**

右内頸静脈より透析用ブラッドアクセスカテーテル挿入.
アシドーシス是正のため RRT は避けられず，先に確保しておいた.
血圧が低めであり，ノルアドレナリンの持続点滴も開始した.

**16 min / 09:00**

造影 CT 検査へ.
pH は 7.2 まで改善し，循環も維持できていたため CT 検査へ.
検査中，幸い状態変化はなかった.
CT では胃内に液体貯留を認めるも，造影剤の血管外漏出像はなし.
肝臓は辺縁が鈍で，少量の腹水を認めた. CT でわかる静脈瘤は認めなかった.
嘔吐の影響か，肺炎像を認めた.

**26 min / 09:10**

輸血を開始.
初療室で RBC 6 単位，FFP 6 単位の急速輸血を開始. ポンピングで投与した.
また低体温にならぬよう，加温に努めた.
輸血開始時の血液ガスでは Hb は 4.0 g/dL まで下がっていた.

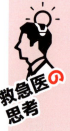

- 💡 Hb はさらに低下. 現在も活動性の出血が持続しているかどうかが問題であるが，胃管の排液からは活動性出血の印象は乏しい. 希釈の影響もある. 病態はアルコール性ケトアシドーシスでも説明可能であり，暫定的に診断とした.
- 💡 内視鏡はいずれしないといけないが，いつ行うか. CHDF でアシドーシスを是正する方が優先されるのではないか.
- 💡 輸血を行いつつ，いつでも内視鏡ができる体制を整えておく. 場合によってはベッドサイドでも行う.

**36 min / 09:20**

ICU 入室.

## ■ 入院後経過

　入院後，ベッドサイドでCHDFを開始した．また高用量のノルアドレナリンを要したため，バソプレシンの持続点滴も追加し，血圧の維持に努めた．

　輸血はRBCをさらに4単位追加した．輸血終了後しばらくしてもHbの低下は軽度であった．アルコール性ケトアシドーシス，肺炎に対してCHDFを継続し，抗菌薬の投与を開始した．アルコール離脱せん妄の予防にジアゼパムの胃管からの投与も行った．

　day 2になるとアシドーシスは改善し，自尿も出現したためCHDFを離脱した．さらに上部消化管内視鏡を施行したところ，胃内に露出血管を伴うA1 stageの潰瘍を認めたため，クリッピングを行った．

　day 3に抜管し，食事を開始した．離床を進め，食事形態を徐々に上げ，day 10に自宅退院となった．初療時に提出した血液検査で，ケトン体は有意に上昇していた．

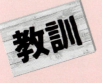

　上部消化管出血を合併したアルコール性ケトアシドーシスの症例であった．初療室に収容した段階でnear CPAであり，適切な行動を選択しないと救命できない症例であったと言えよう．吐血，ショックの前情報であったが，出血がactiveではないと判断し，緊急での内視鏡は見送った．

　実際の初療ではvolume resuscitationを行い，CHDFを速やかに回した．仮に消化管出血がactiveであればCHDFを回しつつ，並行して内視鏡を行うことが求められただろう．

　結局のところ救命センターにおける内因性疾患は，ショックとアシドーシスとの戦いである．原因の解除と輸液輸血，RRTがその中心となる．

## MEMO 〜AKA〜

　糖尿病性ケトアシドーシス（diabetic ketoacidosis：DKA）は有名でも，アルコール性ケトアシドーシス（alcoholic ketoacidosis：AKA）はなぜかあまり知られていない．理由はわからないが，少なくとも当院ではAKAの方が圧倒的に多い．

　血糖値は低い時も高い時もあるが，DKAほどの著明高値は通常認めない．またDKAと同様にケトーシスを呈するが，$\beta$-ヒドロキシ酪酸がDKAよりも優位であり，尿ケトン体は陰性となることがあるので注意が必要である．

　さて，アルコール多飲の患者が意識障害やショックで搬送となり，血液ガスから著明なanion gap開大性アシドーシスを呈している，というのが一般的なパターンであろうか．診断確定のためには血中のケトン体上昇は必須となるが，すぐに結果の出る検査ではない．そのため初療室ではあくまでも除外診断となることを忘れてはいけない．

　診断の中心となるのは血液ガス検査である．anion gap開大性の代謝性アシドーシスの鑑別を進めつつ，意識障害やショックの鑑別も同時に行う．
　収容時の段階でアルコール多飲が判明していれば疑いやすいが，そうでない場合にも，頭に思い浮かべないといけない疾患である．

　治療はいたってシンプルで，ブドウ糖投与と十分な輸液を行う．また，ビタミン$B_1$欠乏を合併していることが多いので，ビタミンの補充も行う．通常は治療に速やかに反応する．
　ただ3次救急の現場では心停止寸前のアシドーシスで搬送されることもあるので，そういう場合は躊躇なく血液浄化を行う．一度上向きになればほぼ救命できたと言っても過言ではない．
　状態が落ち着いたら循環呼吸管理を継続し，アルコール離脱せん妄の予防を行う．

# 第3章 判断・決断・行動

## 症例9 ▶ 40歳代男性の呼吸困難

**-14 min　22:58　入電**

### ■ 病院前情報

生来健康な男性．19:00頃，風邪をひいたと同僚に話していた．咽頭痛と呼吸困難があり，改善しないため市販の感冒薬を内服していた．徐々に呼吸困難が増悪傾向となったため救急要請．

### 救急隊接触時 vital signs

意識：JCS 1，瞳孔：3 mm/3 mm 対光反射は両側迅速
心拍数：126 bpm・整，血圧：200/112 mmHg，呼吸数：28/分
$SpO_2$：80％（室内気）→97％（リザーバーマスク10 L/分）
体温：37.0℃

喘鳴が著明とのこと．

### ■ 心構えと準備

先行する感冒症状，咽頭痛からの呼吸困難．

比較的若年だが心不全である可能性は考えられる．その場合感冒症状は心不全症状を表していることとなる．ただ咽頭痛というのは非典型的．虚血性心疾患かもしれないが，それもまた非典型的．

肺に原因を求めれば少し経過が早すぎる印象．気胸だとすると喘鳴はやや合わない．

咽頭痛が先行しているので，念頭に置いておくべきは急性喉頭蓋炎．経過としては矛盾しない．感冒薬を使用した後なのでアナフィラキシーも考慮されるが血圧が保たれすぎている．

ひとまずは呼吸が問題．気管挿管の準備をして到着を待つ．気道緊急に備えて difficult airway management セット（DAMセット）も用意しておく．

## 症例9 ▶ 40歳代男性の呼吸困難

**-5 min　23:07　第2報**

23:05にCPA（PEA）になったと報告あり．あと5〜6分で到着とのこと．

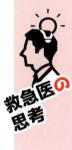

- 呼吸からの心停止．経過のスピードから考えれば急性喉頭蓋炎か．
- ACLSは行うが，原因の解除なしに蘇生は困難であろう．気道，呼吸へ適切に介入すれば，アドレナリンで蘇生する可能性はある．
- さて，VA ECMOを回すかどうか．迷っている時間はない．救急隊の目の前でのCPA症例．若年であり，最後の手段として準備しておく．到着までに急いでECMO本体のプライミングを行っておく．
- ACLSを行う前提で，全てを並行して行う必要がある．まず到着したら鼠径から動静脈にシースを確保し，動脈圧モニターと同時にVA ECMOの送血脱血管のルート確保とする．同時に気管挿管を行い，人工呼吸器管理を開始する．気管挿管が無理であれば，迷わず輪状甲状靭帯切開を行う．
- 遅滞なく上記戦略を進めるため，適切に人員を配置する．

**0 min　23:12　初療室入室**

### ■ 初療

胸骨圧迫されながら初療室入室．

**到着時 vital signs**

意識：JCS Ⅲ-300，GCS E1V1M1
瞳孔：5 mm/5 mm 対光反射は両側消失
モニター波形は心静止（23:13）

ACLSを開始．

> ▶ すでに心静止
> ▶ 心停止から7分であり，まだチャンスはある

**3 min　23:15**

気管挿管を試みるがやはり喉頭蓋の腫脹が著明で不可．輪状甲状靭帯切開に切り替える方針とした．波形は変わらず心静止．

**4 min 23:16** アドレナリン1 mg静注.

**5 min 23:17** 鼠径から動静脈シースを確保.
波形は変わらず心静止.

**6 min 23:18** 輪状甲状靱帯切開.換気を開始.

**7 min 23:19** 波形は心静止のまま.

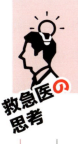

- 💡 このままで蘇生できるかは不明.
- 💡 まだ心停止から 12 分程度であり,しかもシースが挿入済みで機械のプライミングも終わっている.迅速に導入できる環境であり,VA ECMO を使用する.

**12 min 23:24** VA ECMO 駆動.
ACLS を継続しつつ,すでに挿入していたシースを送血管,脱血管に入れ換えた.

**13 min 23:25** ECMO の回路より採血,血液ガス検査を行った.
organized rhythm となり,自己心による脈圧も出現した.

### 初期検査

▶ **動脈血液ガス検査**(ECMO 回路より)

pH 6.924, $pCO_2$ 33.5 Torr, $pO_2$ 545.0 Torr
$HCO_3$ 6.6 mmol/L, Lac 16.0 mmol/L
Hb 14.9 g/dL, Na 141 mmol/L, K 3.6 mmol/L, Cl 116 mmol/L
Glu 213 mg/dL, Cre 1.22 mg/dL

▶ **心エコー**(VA ECMO 導入後)
心収縮能はびまん性に低下.

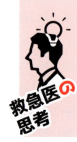

- 急性喉頭蓋炎による低酸素，換気不全からの心停止で間違いない．
- 心収縮能低下は蘇生後の影響と思われる．
- 挿管，人工呼吸管理下でACLSを継続していたら蘇生したかもしれないが，ECMOを使用する判断になった．心原性の心停止ではないので，ECMOの流量補助は早期に不要となるであろう．早めの離脱を目指す．

22 min　23:34

CT検査へ．
喉頭蓋の腫脹を認めた．
送血管，脱血管の位置は問題なし．
頭部CTでは皮髄境界不明瞭な所見を認めた　図9-1．

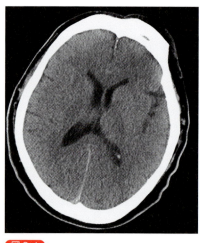

▶時間のロスなく蘇生したが，すでに蘇生後脳症の所見が出現している

図9-1

### ポイント　低酸素からの心停止

何の前触れもなく突然発症するVFなどと比べ，低酸素から心停止に至る症例は，神経学的予後が比較的悪い．心停止前からかなりの酸欠状態であるのに，そこから心停止に至るのであるから当然と言えば当然である．

| 33 min | 23:45 | 今後カテコラミンなどを使用する可能性を考慮し，右内頸静脈より中心静脈カテーテルを挿入．|

| 44 min | 23:56 | ICU 入室．
心機能は改善してくると思われ，IABP は挿入しなかった．|

### ■ 入院後経過

　VA ECMO の血流量は 3 L/分ほどで血圧は十分に保たれた．原病に対して抗菌薬治療を開始し，蘇生後脳症に対して低体温療法も開始した．落ち着いた後に装着した持続脳波では burst & suppression の所見を認めた．
　輪状甲状靱帯切開部からの出血が持続していたこともあり，day 2 に気管切開を行った．
　ECMO の血流量を下げても少量のノルアドレナリンで血圧は維持され，心機能もほぼ正常まで改善したため，day 3 に ECMO は離脱できた．
　同日撮影した頭部 CT では，広範囲に low density が広がり，神経学的予後は望めないと判断した．
　day 5 より循環が維持できなくなり，脳浮腫によるものと判断した．徐脈から心静止となり，死亡確認となった．

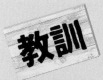
急性喉頭蓋炎から搬送中にCPAとなった症例．刻一刻と状況が変化し，その都度大事な選択を迫られる．このような切迫した状況で大切なこと，それは備えることと決断することである．

前者は輪状甲状靱帯切開やVA ECMOの準備（カニュレーション用の清潔台なども用意しておく）などで，常に次のoptionを持っておくことはとても重要である．

後者に関しては迷った時にどうするか．どちらか決めきれない間に時間だけを無駄に浪費することは一番避けなくてはいけない．誰も助けてくれない状況なら，もう暫定的に決断するしかない．正解を選ぶのではなく，次の行動を選択するのだ．

さて症例に立ち返ると，実に迅速に行動できたが，結果的には救命できなかった．つまり病院到着の段階で，すでに勝負は決まってしまっていたということになる．しかし到着時に神経学的予後不良である判断はできなかった．

人によってはECMOの適応がなかったのでは，という人もいるかもしれない．確かにその通りかもしれないが，本症例が助かるとしたら今回のような初療を行わないと絶対に助からない．

救急医療，しかも最重症を扱うような人間にとって，まだ何も失っていないうちに諦めるわけにはいかないのだ．

### 第3章のポイント

生きて辿り着いても救命できない症例がある．限られた時間の中で正しいと思う行動を選択し，次の瞬間に生命を繋いでいく．マニュアルやガイドラインは世の中に溢れているが，アーティスティックな部分が最後に残るのが救急医療の面白いところ．

本章は重症例ばかりを扱っている．今にも心臓が止まりそうな症例に対して，いかに適切に状況判断を行い，次の瞬間どう行動するか．初療医の実力が問われる．

# 第4章
# 違和感と落とし穴

　我々救急医療に携わる者にとって一番犯してはいけないミスは，fatal な疾患を見逃すことである．
　臨床にも慣れてきた時期で，技術や知識の向上と共に上級医の目も多少緩くなっている頃こそ危ない．「そんなのわかるか」という診断であればそこまでの心理的ダメージはないかもしれないが，「ああ，何でこうしちゃったんだろう」というトラウマは，臨床医なら多少経験があるのではないかと想像する．
　では，後者に陥らないためにどうすればよいか．その答えの1つは「違和感」を大切にすることである．よくある pitfall は巷に出回っている書籍を開けばすぐに見つけることができる．しかし皆さん自身の知識や経験からくる違和感は当然どこにも載っていない．診断が○○，と決めつけた時から医師の思考は停止する．それ以外の情報が遮断されてしまうのだ．「違和感」を感じたのであれば一度立ち止まり，場合によっては周囲の人間も巻き込んで，一緒に考えた方がよい．患者はもちろん，あなた自身のためにも．

# 第4章 違和感と落とし穴

## 症例10 ▶ 60歳代女性の意識消失発作

**-23 min　09:25 入電**

### ■ 病院前情報

高血圧で近医かかりつけ．09:20頃清掃の仕事中に意識消失し，同僚により救急要請となった．ショックと判断され，3次選定となった．

#### 救急隊接触時 vital signs

意識：JCS 1，瞳孔：4.0 mm/4.0 mm 対光反射は両側迅速
心拍数：60 bpm・整，血圧：70/48 mmHg，呼吸数：26/分
$SpO_2$：96%（室内気），体温：35.9℃

### ■ 心構えと準備

　一過性意識消失発作と思われる．血圧が低く，3次選定となった模様（微妙なところだが）．まず前提として，ショックである可能性を考慮し初療に臨まなくてはいけない．本症例は心拍数が相対的に低く，神経調節性失神，血管迷走神経反射，状況失神などが最も疑われる．ただこれらは緊急性のない疾患であり，一番鑑別すべきは心原性失神であろう．
　心電図で失神に至る不整脈を，心エコーで重篤な弁膜症やStanford A型大動脈解離，右心負荷を来すほどの肺塞栓症を検索する．さらにこれらが疑わしければ追加検査も検討する．

**0 min　09:48 初療室入室**

### ■ 初療

　初療にあたったのは医師5年目のシニアレジデント．上級医は病棟対応で不在．
　自力でストレッチャーへ移動可能であり，受け答えもしっかりしていた．

#### 到着時 vital signs

意識：JCS 0，GCS E4V5M6
瞳孔：4.0 mm/4.0 mm
対光反射は両側迅速

> ▶ vital signs はショックとは言い難い
> ▶ やはり失神でよさそうな印象

心拍数：70 bpm，血圧：107/74 mmHg，呼吸数：20/分
SpO$_2$：100%（リザーバーマスク6 L），体温：36.0℃

末梢静脈路を確保しつつ病歴を聴取．

モップを洗っていたところ眼前暗黒感の後に意識消失．痙攣の目撃はなし．
失神は過去になく，家族歴も特になし．
高血圧の薬を内服しているが，名前はわからない．最近になり腰痛があるため，痛み止めも内服している．
アレルギーなし．喫煙飲酒歴なし．

身体所見は，神経学的所見含め異常を認めない．
眼瞼結膜に貧血なし．直腸診で血液は認めない．

食物残渣の嘔吐1回あり．しきりに排便したいと訴えあり．

## 初期検査

### ▶ 動脈血液ガス検査
pH 7.382，pCO$_2$ 36.0 Torr，pO$_2$ 123.0 Torr
HCO$_3$ 22.1 mmol/L，Lac 4.0 mmol/L
Hb 9.9 g/dL，Na 142 mmol/L，K 3.4 mmol/L，Cl 112 mmol/L
Glu 107 g/dL，Cre 0.36 mg/dL

### ▶ 心電図
正常洞調律，narrow QRSで，QT延長なし．ST-T変化も認めない．

### ▶ 心エコー
心収縮能は正常．
左室流出路狭窄は認めない．
有意なレベルの弁膜症は認めない．
IVCは虚脱しており，重度の血管内脱水が示唆された．

ここまでの経過でどう考えるだろうか？

血液ガスでは Lac 高値の影響なのか代謝性アシドーシスを示しているが，これは失神としても矛盾はしない．ただ経過は追った方が望ましい．

原因は不明だが脱水の存在が示唆され，失神の原因になりうると考えられた．

上記含め失神の経過としては矛盾しないが，嘔吐や便意の訴えは非典型的．

### ～以下，初療医の対応～

便意や嘔吐に違和感を覚えつつも非心原性の失神と考え，緊急性は低いものと判断した．

しきりに便意を訴えるためトイレに立たせてみたところ，前失神症状があり断念．血圧は坐位にすると 65/40 mmHg まで低下していた．

補液を行いしばらくベッド上で様子観察とした（10:45）．

**102 min　11:30**
細胞外液が 1000 mL ほど投与された状況で再度トイレに立とうとしたが冷汗と共に前失神症状が出現したため，帰宅困難と判断され，入院となった．

**112 min　11:40**
上級医が救急外来に来て，腹部エコーを行った．腹部大動脈瘤破裂であった．

ゾッとする結末であったが，いかがであろうか．

「自分ならこうはならない」と思う方が多いと思う．しかしながら初療医は非心原性の良性失神と診断し，その結果見事に思考が停止した．他の救急患者の対応に追われ，そのまま様子観察という名の放置になってしまった．

診断をつけてしまうと，例えそれが間違っていたとしても，程度の差こそあれ思考は停止する方向に傾く．ましてや入院させてしまえば後は別の当直医が診るのだから大丈夫，という発想も働くかもしれない．

さらに言えば，入院を受けた内科当直医がその診断を信じてしまえば（これもいただけない話であるが），もうどうしようもない．

では，この症例において迅速に診断するにはどうすればよかったのだろうか．

腹部エコーを行う．CT を撮影する．いずれもすぐ正解に至るであろう．

最初の病歴聴取，心エコーまでの流れは特に問題ない．よくある失神と考えても妥当であろう．

しかしながら便意をしきりに訴えているところや，普通に働いていた人が著明な血管内脱水に至っているところは全くもって非典型的である．細胞外液を負荷しても改善しないところもおかしい．

そもそも元気だった人で大した既往症もない人が失神しているところも違和感を感じる．

さらに病歴を細かく聴取すると，失神する前にお腹が引っ張られるような感じがあったとのことであった．最近出現した腰痛も腹部大動脈瘤の影響かもしれない．

出血は絶対に疑わないといけないが，直腸診や吐物の正常から消化管出血は否定的，で終わってしまっている．腹腔内の fatal な出血は疑わないといけないだろう．

### ■ その後の経過

**117 min / 11:45**

A line 確保，心臓血管外科へコンサルト．
右橈骨動脈より A line を確保し，血圧モニタリングを開始．
輸血をオーダーした．

**120 min / 11:48**

CT 検査へ．
エコーと同様，腹部大動脈瘤破裂の診断に至った．

**177 min / 12:45**

手術室へ．
幸い循環虚脱することなく手術室へ移動．
ステントグラフト内挿術を行い，問題なく終了した．

■ **入院後経過**

手術室にて抜管し，ICU へ帰室．術後経過は良好であり，day 3 より食事を開始した．徐々に離床を進め，day 16 に自宅退院となった．

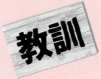

診断するということは誠に恐ろしいことであり，診断した瞬間に医師の思考は停止する．普段外来通院中の患者が搬送された時も，もともとの外来での診断が間違っている可能性は常に考慮しないといけない．

ある程度の経験や知識があるからこそ感じるであろう「違和感」は，最も大切にしてほしいものの 1 つである．そこに見落としてはいけない何かが隠れている可能性を考え，「○○という診断であろう」ではなく「○○かもしれない」と思うべきなのだ．

そしてその違和感が解決できないのであれば，周囲の人間の知識や経験も巻き込んで，複数の目と頭で診療に臨むようにしたい．

# 第4章 違和感と落とし穴

## 症例11 ▶ 70歳代女性の意識障害

### ■ 病院前情報

**02:10 入電（-17 min）**

特記すべき既往症のない女性．01:50頃，物音に気づいた娘が部屋のドアを開けたところ，倒れている傷病者を発見し，救急要請となった．

#### 救急隊接触時 vital signs

意識：JCS 30，瞳孔：5.0 mm/5.0 mm 対光反射は両側迅速
心拍数：114 bpm・整，血圧：122/82 mmHg，呼吸数：18/分
SpO₂：100%（リザーバーマスク6 L），体温：36.8℃

02:03に全身性の痙攣が出現し，2分程度で停止したとのこと．

### ■ 心構えと準備

情報が少なく，あまり見当がつかないが，循環動態は安定している．酸素化もひとまずは大丈夫な模様．

痙攣後の意識障害を見ているのか，あるいは痙攣を起こすような病態を発症したのか．何とも言えないところ．

気道確保の必要性は来てから判断する．ひとまずは落ち着いて病歴聴取や診察ができそうである．

### ■ 初療

**02:27 初療室入室（0 min）**

初療にあたったのは医師4年目のシニアレジデント．

#### 到着時 vital signs

意識：JCS 10 GCS，E3V5M6
瞳孔：5.0 mm/5.0 mm
対光反射は両側迅速
心拍数：80 bpm
血圧：143/88 mmHg，呼吸数：30/分

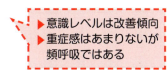
▶ 意識レベルは改善傾向
▶ 重症感はあまりないが頻呼吸ではある

SpO₂：100%（リザーバーマスク6L），体温：35.9℃

末梢静脈路を確保した段階で会話も何とか可能に．
身体所見上は，右前額部に3 cm×3 cmの皮下血腫以外特になし．

診察を進めていると，「死にたい」と発言あり．
以下，初療医との会話．
　医「死のうとしたのですか？」
　患「はい．でも死ねなかった．」
　医「薬をたくさん飲んだのですか？」
　患「はい．」
　医「何を飲みましたか？」
　患「市販の睡眠薬10錠と市販の鎮痛薬を8錠．」

自殺企図は初めてで，その理由は話したくないとのことであった．
アレルギーはなく，喫煙飲酒習慣なし．
通院している医療機関はなく，処方も受けていない．

**初期検査**
▶ **動脈血液ガス検査**
pH 7.502, pCO₂ 26.4 Torr, pO₂ 193.0 Torr
HCO₃ 20.2 mmol/L, Lac 3.1 mmol/L
Hb 13.3 g/dL, Na 142 mmol/L, K 3.4 mmol/L, Cl 114 mmol/L
Glu 157 g/dL, Cre 0.57 mg/dL
▶ **心電図**
正常洞調律，narrow QRSで，QT延長なし．ST-T変化も認めない．
▶ **心エコー**
心収縮能は正常．
有意なレベルの弁膜症は認めない．

ここまでの経過でどう考えるだろうか？

本人が言っているのだから，過量服薬を原因としたい．では痙攣は心因

性のものであろうか．そうすると乳酸値が軽度上昇しているところに違和感がある．ただ頭部外傷があるので，それは痙攣の原因になりうる．
　また，服薬量も非常に物足りない．死のうとしている量ではないように思う（自殺企図が初めてであり，わかっていない可能性はあるが）．
　市販の睡眠薬 10 錠程度でこのような経過になるのか，またこんなに速やかに意識は改善するのか．色々と腑に落ちない点がある．ただ重症感はない．

### 〜以下，初療医の対応〜

**28 min　02:55**
CT 検査へ．
　頭部外傷のある意識障害であり，CT を撮影したが，特に異常所見はなかった．

**31 min　02:58**
ICU 入室．
　入院して経過観察．翌日に精神科にリエゾンを依頼する方針とした．

**83 min　03:50**
上級医がやって来て，血液ガス所見を見た．
CO-Hb が 35.2％であった．一酸化炭素中毒の診断に至った．

　違和感以前に，血液ガス所見をちゃんと見ていれば簡単に気づけたであろう．過量服薬と思い込んだがために，真実にたどり着けなかったと言える．

### ■ その後の経過

　家族に発見時の状況を聞くと，倒れていたとしか言わなかった．しかし「練炭とかなかったですか？」と問うと，「実は…」と打ち明けてくれた．
　高濃度酸素投与を開始し，高気圧酸素療法の準備を進めた．連日高気圧酸素療法を行い，day 7 に精神科に転科となった．

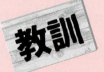

**教訓**

血液ガスで一発診断可能な一酸化炭素中毒であった．確定的なことは言えないが，痙攣も一酸化炭素中毒の影響であったのだろう．意識の改善に関しても，最初は一酸化炭素の影響でぼんやりとしていたものが徐々に改善してきたということかもしれない．

火災現場から搬送されれば当然誰もが疑うべきところであるが，練炭自殺は時々こういうことが起こる．本人も家族も，なかなか言ってくれないことが多いからである．

本症例は気付かなくても仕方ないレベルかもしれない．血液ガス検査を行っていなければかなり難易度が高いと言えるだろう．

とはいえやはり過量服薬だけで病歴を説明するにはやや苦しいところがあるのも事実である．違和感を感じたなら，病歴，検査所見をもう一度確認し，場合によっては他の人に意見を仰ぐことも必要である．

## MEMO ～CO中毒～

原因のほとんどは火災と自殺目的であろう．救命センターで働いているとしばしば遭遇する，そこまで珍しくもない疾患である．

ご存知のように，CO はヘモグロビンとの親和性が酸素の約 250 倍もあり，それゆえ CO 中毒では脳や心筋をはじめ，あらゆる組織が酸欠状態となる．

頭痛や嘔気などの自覚症状のみの軽症から，高度な意識障害，循環不全を来して死亡する重症まで，症状は多岐にわたる．

意識障害の時間が長いと神経学的な後遺症を残すことがあり，迅速な診断が肝要である．

① **診断**

血液ガス所見を見れば一発でわかる．最悪なのは最初に気付かず，振り返ってみると CO-Hb 濃度が高かった，という場合である．早期治療介入が

大切なので，後の祭である．

　火災現場より搬送されれば誰でも疑うことができる．問題となるのは自殺目的の時である．練炭自殺を図り，睡眠薬を飲むケースなどがその代表例．

　意識障害の鑑別に血液ガス検査を行ったのなら，必ず CO-Hb 濃度を見る癖をつけたい．

　ちなみに火災現場ではシアン中毒も時に問題となる．これは化学繊維などの燃焼で生じたシアン化合物を吸入することで起こる．不自然なレベルの乳酸値上昇を認めれば，ヒドロキソコバラミンを投与する．これは有害な物質ではないので，疑えば投与してよい．

### ② 治療

　中毒自体に対しては，CO を洗い出す時間を早めることが重要である．そのためまずマスクで 100％酸素投与を行う．これは原則的に CO-Hb 濃度が正常化するまでは継続して行う．

　理想的には高気圧酸素療法（hyperbaric oxygenation：HBO）を行いたいが，HBO を備えている施設は少なく，自施設になければ転院も考慮する．ただ HBO の治療プロトコールに関しては施設ごとにかなり異なり，一定の見解はない．

　CO 中毒に対する特異的治療を行いつつ，後は全身管理を行う．特に心筋障害が強い例では肺水腫や不整脈に対する治療介入を要することもある．

　さて，急性期を乗り越えた後，CO 中毒で問題となるのは遅発性の神経障害である．こちらに対しては MRI（T2 強調 FLAIR で淡蒼球の高信号，深部白質の高信号など）が予測に有用である．

## 第4章 違和感と落とし穴

### 症例12 ▶ 60歳代女性の呼吸困難

**-8 min  21:40 入電**

■ **病院前情報**

腰痛で鎮痛薬が近医で処方されている女性．日中までは問題なく過ごしていた．18:00頃に動悸がすると夫に訴えがあり，ベッドで休んでいた．20:00頃より呼吸が荒くなってきたので，夫が近くのクリニックへ連れていった．診察室に入って間もなく呼吸が停止したため，気管挿管が行われた．対応困難とのことで当院へ搬送依頼あり，救急要請となった．

**救急隊接触時 vital signs**

意識：JCS 100，瞳孔：3.0 mm/3.0 mm 対光反射は両側迅速
心拍数：144 bpm・不整，血圧：214/132 mmHg，呼吸数：不明
$SpO_2$：85％（救急隊による用手換気），体温：35.0℃

■ **心構えと準備**

何かfatalな病態が隠れていて代償しようと呼吸困難になったのか，呼吸がprimaryなのか．前者だとすると，呼吸が停止した段階で代償がなくなり，高度なアシデミアになると思われるので，CPAに至ってもよさそうなもの．恐らくは呼吸がprimaryである印象を受ける．

胸骨圧迫は行っておらず（少なくとも情報では），呼吸が先に止まったようなので，$CO_2$が貯留した可能性は大いに考えられる．

呼吸不全の原因はわからないが，唯一のヒントは動悸のみ．ただこれも苦しくて脈拍が速くなっているのかもしれないので，不整脈が最初に発生したとは言えない．脈は不整であるので，心房細動が想起される．

血圧は高値であるが，これを原因とした肺水腫なのか，苦しい結果なのかは同様に判別困難である．

肺水腫を最も疑うが，いずれにせよレントゲンで診断できるレベルの呼吸状態と思われるので，挿管チューブの位置確認も含め，ポータブルレントゲンを待機させておく．

血液ガス検査を参考に，適切な人工呼吸管理を行う．ひとまずは換気量を担保しつつ，PEEPは高めに設定し，FiO$_2$は1.0とする．

橈骨動脈から速やかにA lineを確保し，動脈血圧をモニターする．

■ **初療**

**21:48 初療室入室**

初療に当たったのは駆け出しの救急医1名とシニアレジデント1名，ジュニアレジデント1名，看護師2名の計5名．

### 到着時 vital signs

意識：JCS 3，GCS E4VTM5
瞳孔：3.0 mm/3.0 mm　対光反射は両側迅速
心拍数：124 bpm・不整，血圧：182/114 mmHg，呼吸数：32/分
SpO$_2$：96％（気管挿管下，バッグバルブマスク），体温：35.1℃

皮膚に網状皮斑あり．
発汗著明．

▶ 意識レベルは改善している
▶ 酸素化はギリギリ保たれている
▶ 血圧は高値だが，ショックかもしれない

**ポイント　ショック＝血圧が低い，ではない**

血圧は保たれているが，皮膚の所見を見ても，ショックと考えられる．内因性のカテコラミンで保っているに過ぎないので，ほんの少しの鎮静でも容易にcollapseする可能性がある．

**3 min　21:51**
心エコー施行．

**4 min　21:52**
ポータブルレントゲン撮影．

**5 min　21:53**
右橈骨動脈よりA lineを確保．
胸部聴診ではwheezeが著明であった．

第4章　違和感と落とし穴

## 症例 12 ▶ 60 歳代女性の呼吸困難

### 初期検査

#### ● 動脈血液ガス検査
pH 6.986, $pCO_2$ 62.3 Torr, $pO_2$ 55.9 Torr
$HCO_3$ 14.1 mmol/L, Lac 13.0 mmol/L
Hb 15.6 g/dL, Na 140 mmol/L, K 4.6 mmol/L, Cl 111 mmol/L
Glu 189 g/dL, Cre 1.30 mg/dL

#### ● 心電図
HR 130 bpm, 心房細動.
narrow QRS.
有意な ST-T 変化は認めない.

#### ● 心エコー
心収縮能はびまん性に低下.
重度の僧帽弁閉鎖不全症あり.
右心負荷なし.
各心腔サイズは正常.
IVC は拡張なし.

#### ● 胸部レントゲン
両側 butterfly shadow.

ここまでの経過でどう考えるだろうか？
　まず診断は心原性肺水腫で間違いないだろう．血液ガスでは高度な循環不全が示唆される．呼吸性代償は追いついておらず，アシデミアの状態．酸素化もすこぶる不良である．
　high PEEP で管理を行い，酸素化の改善を図る．換気量は多めに設定したいが，気道内圧と相談しながら設定する．
　心不全の原因は何であろうか．僧帽弁閉鎖不全があり，これを base としているのか．後負荷は高めであり，これも効いているのかもしれない．

～以下，初療医の対応～

呼吸器設定を PEEP 10，$FiO_2$ 1.0 として酸素化の改善を図った．

| 22 min | 22:10 |

PaO₂ は 90 Torr 程度まで改善．pH も上昇した．

体動が激しく，また血圧も依然として高値であったので，フェンタニルを 0.1 mg，プロポフォール 30 mg を静注したところ血圧が 70/40 mmHg ほどに低下したので，フェニレフリンを 3 mg 追加で静注した．

| 32 min | 22:20 |

血圧がなかなか上がらず，右内頸静脈より中心静脈カテーテルを挿入し，ノルアドレナリンの持続点滴を開始した．

| 46 min | 22:34 |

ICU 入室．

入院後，ドブタミン 5γ 持続点滴を開始し，フロセミド静注を行ったが全く利尿が得られなかった．乳酸値の改善も乏しく，呼吸状態も軽度改善した程度で，FiO₂ も 0.8 で何とか酸素化を維持できるレベルであった．

▶ 後負荷も適切に保ち，ドブタミンで心臓を叩き，利尿剤まで使用しているのになぜよくならないのか
▶ いつもの心不全なら PEEP をかけたくらいですぐに改善するのに

他の患者の治療に当たっていた上級医に相談し，IABP（intra-aortic balloon pumping）を挿入することとした．

| 122 min | 23:50 |

IABP 挿入．
同時に冠動脈造影を行ったが，正常冠動脈であった．

| 162 min | 00:30 |

帰室後，違和感を感じた上級医が心エコーを当て，「急性 MR なんじゃない？」と言った．

あまり馴染みのない疾患かもしれないが，いかがであろうか．
慢性心不全の急性増悪であれば，PEEP をかける，利尿剤を使用する，強心剤を投与する，不整脈を止める，など一手加えれば劇的によくなることが多い．なぜよくならないのか，それは急に心事故が起きたからである．その意味では心房細動を止めることは考慮してもよかったかもしれないが，本症例では限定的な効果であっただろうし，停止できる保証もない．

上級医が感じた違和感は，なぜこれだけの僧帽弁逆流なのに左房径の拡大がないのか，の一点であった．慢性であれば左房は恐らく拡大しているからである．

同様の理由で心房細動も今回初めて起きた可能性が高い．発作性心房細動が基礎に存在することも考えられるが，一元的には急性の僧帽弁逆流に続発したものと考えるのが自然であろう．

内科的管理で退院まで持っていくことは至難の技であり，外科的介入が必要となる．

### ■ その後の経過

**172 min / 00:40**

心臓血管外科へコンサルト．

**183 min / 00:51**

循環器内科当直医と共に経食道心臓超音波検査施行．
後尖の腱索断裂を確認したが，疣贅は明らかではなかった．
左房内に明らかな血栓は確認できなかった．

**201 min / 01:09**

アミオダロンの急速静注を行い，電気的除細動を行ったところ，洞調律に戻った．

**207 min / 01:15**

血液培養を採取．
感染性心内膜炎の可能性も考慮し，血液培養は3セット．

心臓血管外科と相談．少しの間 IABP 作動下で内科的に治療を行い，いつでも手術できるように準備しておく方針となった．

**305 min / 02:53**

少量だが利尿がつき，若干呼吸状態も改善した．PEEP 15，$FiO_2$ 0.65 まで設定を weaning できた．

**374 min / 04:02**

その後改善は乏しく，再び心房細動に戻ってしまった．これ以上粘っても改善は得られないと判断し，手術を依頼した．

手術室へ．
　術中特に大きな問題はなく，僧帽弁置換術を施行．感染性心内膜炎の所見は認めなかった．

　術後経過は概ね良好で，心不全管理を継続した．途中人工呼吸器関連肺炎を併発したが，抗菌薬加療で改善した．
　day 5 に抜管し，day 6 より食事を開始した．徐々に離床を行い，day 23 に退院となった．

## 教訓

　少し難易度が高かったかもしれないが，いかがであろうか．
　急性心不全の初療の肝は負のスパイラルを断ち切るところにある．普段保たれていたものが何かしらのきっかけで代償できなくなった状態なので，一手加えれば著明に改善することが多い．例えば後負荷が高ければ降圧する，水分過多であれば利尿剤を投与する，呼吸努力が強くそれがマイナスに働いていればモルヒネを投与する，低心機能であれば DOB を投与する，など．
　ただ，それでは太刀打ちできない症例が 3 次救急には存在する．広範な急性心筋梗塞や，本症例のような急性の弁逆流，大動脈弁狭窄症が代表的である．
　これまでに経験のある心不全治療でよくならない症例を見た時は，上記を思い浮かべてみてほしい．

> **第4章のポイント**
>
> 　異常所見を見つけた場合，それに飛びつきたくなる気持ちはよくわかる．しかし，それだけで説明がつかない時や，自分の中で違和感がある場合，思考をやめてはいけない．そういうところにこそ罠が張り巡らされているものである．
>
> 　さて，本章の症例は比較的軽症であり，落ち着いて検査を進められるような状況であった．時間もそこまで切迫していない．そのため症例12を除き，レジデントが1人で初療に臨んでいた．
>
> 　いずれも最終的に上級医が助けてくれたが，いつも誰かいるとは限らない．「決めつけ」をせず，「違和感を大切に」日頃の診療に臨んでほしい．

# 第5章
# 変化に備える

vital signs や所見は，今その瞬間を捉えているに過ぎない．

例えショックバイタルであっても，急速輸液ですぐに循環が立ち上がることはしばしば経験する．逆に当初血圧が保たれていても，病態によってはすぐに心停止に至る症例もある．

なぜそういった所見になり，かつ今後短時間でどういう経過を辿るか，意識しておくことが重要である．状況を静的に見てはいけない．次の瞬間に起こりうる変化に常に備えながら初療を進めることを意識してほしい．

# 第5章 変化に備える

## 症例13 ▶ 70歳代女性の腹痛

**-15 min　17:50　入電**

### ■ 病院前情報

糖尿病，高血圧で近医かかりつけ．
昼頃より40℃台の発熱があり，その後腹痛が出現したため救急要請．

#### 救急隊接触時 vital signs
意識：JCS 1，瞳孔：3.5 mm/3.5 mm 対光反射は両側鈍い
心拍数：102 bpm，血圧：測定不能（総頸動脈触知可），呼吸数：28/分
SpO$_2$：測定不能，体温：37.7℃

### ■ 心構えと準備

どうやらショックバイタルである模様．発熱があり，敗血症性ショックが想定しやすいがどうだろうか．発熱→腹痛とのことだが，情報を信じすぎない．急性腹症がprimaryであることも考慮しておく．

頻呼吸であり，代謝性アシドーシスを呼吸性に代償している可能性がある．

まず末梢静脈路とA lineを確保し血圧をモニタリングする．さらに輸液を行い，反応を見たいところ．

後の大量輸液や輸血，透析を要する可能性も考え，透析用のブラッドアクセスカテーテルはいつでも挿入できるようにしておく．並行して原因検索へと進む．

**0 min　18:05　初療室入室**

### ■ 初療

#### 到着時 vital signs
意識：JCS 1，GCS E4V4M6
瞳孔：4.0 mm/4.0 mm 対光反射は両側迅速
心拍数：96 bpm，血圧：78/59 mmHg，呼吸数：38/分
SpO$_2$：測定不能，体温：36.6℃

腹痛を訴え，皮膚には網状皮斑が見られるが冷感はなく，むしろ暖かい．

- ▶ 確かにショックであった
- ▶ 末梢循環不全を反映してか，SpO₂ は測定不能
- ▶ 著明な代償性の頻呼吸

8 min　18:13

右大腿動脈よりシースを挿入．
橈骨動脈の触知が微弱であり，大腿動脈から血圧モニタリング開始．
輸液で若干の反応はあるものの血圧は 90/40 mmHg ほどと低値．

### 初期検査

#### ● 動脈血液ガス検査

pH 7.362, $pCO_2$ 14.0 Torr, $pO_2$ 99.7 Torr
$HCO_3$ 7.8 mmol/L, Lac 11.0 mmol/L
Hb 8.8 g/dL, Na 135 mmol/L, K 4.2 mmol/L, Cl 108 mmol/L
Glu 144 mg/dL, Cre 3.32 mg/dL

#### ● 心エコー

心収縮能は保たれており，むしろ hyperdynamic な印象．
弁膜症は明らかなものは認めなかった．
IVC は虚脱しており，重度の血管内脱水が示唆された．

#### ● 腹部エコー

有意な所見なし．

- 💡 pH は保たれているが，重度の代謝性アシドーシスであり，頻呼吸で何とか代償している状態．乳酸値も高い．warm shock であり，敗血症性ショックと考えた．

- 💡 急速な経過であり，今後さらなるアシドーシスの進行，血圧の低下が示唆された．今はギリギリ落ち着いているが，数分後にはどうなっているかわからない．培養採取の上で速やかな抗菌薬投与を行うのはもちろんだが，落ち着くまで循環を維持しなくてはいけない．

- 💡 重篤さから CHDF を要する可能性が高く，また大量輸液も必要そう．透析用ブラッドアクセスカテーテル挿入，カテコラミン投与で循環虚脱に備える必要あり．

症例 13 ▶ 70 歳代女性の腹痛

💡 血管内脱水の状況下で Hb 8.8 g/dL と貧血を認めていたため，数値以上の貧血状態と考えられた．そのため輸血のオーダーと原因検索も必要．

💡 腹痛の原因は判然としないが，敗血症の focus 検索のためにも CT 撮影．

14 min  18:19  透析用ブラッドアクセスカテーテルを挿入．
右内頸静脈より挿入し，細胞外液を全開投与しつつ輸血をオーダーした．

17 min  18:22  血圧は経時的に低下傾向であり，ノルアドレナリンを 0.1 γ で開始．
それでも血圧は 80/40 mmHg ほどであった．その後気管挿管へ．

22 min  18:27  気管挿管．
鎮静鎮痛薬の使用は循環が破綻する可能性が高いため鎮痛薬のみ使用し，さらに循環虚脱に備えフェニレフリンを静注後に気管挿管を行うこととした．体動が激しく，筋弛緩薬も使用した．

### 重症例への気管挿管

　使用する薬剤も含め，今までギリギリで保っていた状態から，患者自身の内因性のカテコラミンや呼吸努力といった生体反応を奪う可能性がある．これらは最重症例においては非常に危険で，循環が虚脱しないように注意する．

　また，気管挿管はあくまでも気道確保であり，その後の呼吸状態を保証するものではない．適切な初期換気設定を心がける．

　本症例では過換気に設定し，なるべくアシデミアが進行しないように留意する．挿管して安心していたらアシデミアが進行して CPA，なんてことのないように．

### 挿管後の検査

▶ 動脈血液ガス検査
pH 7.125，pCO₂ 26.0 Torr，pO₂ 235.0 Torr

HCO₃ 7.9 mmol/L，Lac 10.4 mmol/L，Hb 6.9 g/dL

▶ **心エコー**
心収縮能は入室時よりも著明に低下．
IVC は依然として虚脱．
→内因性カテコラミンの減少や，いわゆる septic cardiomyopathy の可能性．

**29 min　18:34**
ノルアドレナリン開始後も血圧は依然低下傾向であり，0.3 γ まで増量し，いったん安定した．

**33 min　18:38**
過換気に設定していてもアシデミアが進行したため，さらに換気量を増加させた．案の定貧血が進行したため，輸血を行った．

**37 min　18:42**
CT 検査へ．
腎周囲の脂肪組織濃度の上昇を認めた以外，特に所見はなかった．
腹痛はアシドーシスの影響でもよいかと考えた．

**45 min　18:50**
ICU 入室．

■ **入院後経過**

アシドーシスの是正目的でサイトカイン吸着用の膜を使用し CHDF を行い，Surviving Sepsis Campaign Guideline（SSCG）に則り，ステロイドを投与し，大量輸液を継続した．

ただ入院後も血圧は低値で推移し，ノルアドレナリン 0.4 γ に加え，バソプレシンの持続点滴も追加した．

ICU 入室後の心エコーではさらに著明な心機能低下を来しており，ドブタミン持続点滴も追加で開始した．

その後各種検査結果が揃い，尿路感染からの敗血症性ショックと診断した．

高用量のカテコラミンの使用を要したが，徐々に循環状態は改善し，day 2 よりカテコラミンの減量を開始し，救命することができた．

症例 13 ▶ 70 歳代女性の腹痛

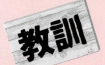
septic shock の救命の肝は，アシドーシスや循環虚脱に対するアプローチである．抗菌薬の投与だけで治るものではない．

来院時に血圧が保たれている症例でも，ものの数分で劇的に変化する．変化に対応できないと心停止に至ることもあるので，病態に対して適切に介入し，循環不全に陥るギリギリのところを耐え忍ぶことが最も重要である．

いま目の前にある状態がそのまま続くとは限らない．自分の見たいと思う未来になることの方が，初療では少ないかもしれない．

## MEMO 〜Surviving Sepsis Campaign Guideline（SSCG）〜

敗血症の universal standard と呼べるガイドライン．

救急や集中治療医にはよく知られているが，感染症はあらゆる科で遭遇する common な病態であるから，ある程度は一般臨床医も知っておく必要がある．

細かいところや歴史まで知る必要はないと思われるが，

① 4 年ごとに改訂されること
② 敗血症の定義を細かく定めていること
③ 急性期治療について書かれていること

は知っておいても損はないかと思う．

### ① 4 年ごとに改訂

2004 年の第 1 版から始まり，2016 年に第 4 版が発表された．毎回変更点があり，特に 2016 年では前回から敗血症の定義が大きく変化した．

4 年ごとに update するのは大変だが，インターネットで変更点はどこ，みたいな形ですぐに検索できる．

② **敗血症の定義**

　2016年の改訂まで，敗血症の定義や診断基準は，実は2001年からほとんど変わりなく，「SIRSを伴う感染症，もしくはその疑い」であった．SIRSとはSystemic Inflammatory Response Syndrome（全身性炎症反応症候群）のことで，これはもはや知らない人の方が少ないと思う．

　従来の敗血症の診断基準は，全身所見，炎症所見，循環所見，臓器障害所見，組織灌流所見のそれぞれについて項目が細かく決まっているものの，項目をいくつ満たせばよいか，などの明確な指標は示されていなかった．

　また重症敗血症（severe sepsis），敗血症性ショック（septic shock）も別に定義されており，重症敗血症については細かく基準が定められていた．

　一方で敗血症性ショックの定義は「十分な輸液負荷でも持続する低血圧を伴う敗血症」のみであり，臨床家によってかなり判断に幅のある定義となっていた．

　そこで2016年のSSCGであるが，定義と診断基準が非常にシンプルになった．また，重症敗血症（severe sepsis）という用語は消滅した（そもそも臓器障害のない敗血症など敗血症と呼ばなくてよいのでは，という意見があった）．

【SSCG 2016】
- Sepsisの新定義：感染に対する宿主の調整障害による致命的な臓器障害
- Sepsis診断基準：感染症により，SOFAスコアが2点以上上昇したもの
  ※ICU内ではSOFAスコア 表13-1 を，ICU外ではqSOFAスコア 表13-2 を使用する

### 表13-1 SOFAスコア

|  | 0 | 1 | 2 | 3 | 4 |
|---|---|---|---|---|---|
| $PaO_2/FiO_2$ | 400以上 | <400 | <300 | <200＋人工呼吸 | <100＋人工呼吸 |
| 血小板数<br>(×1000/μL) | 150以上 | <150 | <100 | <50 | <20 |
| ビリルビン<br>(mg/dL) | <1.2 | 1.2〜1.9 | 2.0〜5.9 | 6.0〜11.9 | >12.0 |
| 循環 | MAP≧70 | MAP<70 | DOA<5γ<br>または<br>DOB使用 | DOA 5.1〜15γ<br>またはEpi<0.1γ<br>またはNE<0.1γ | DOA>15γ<br>またはEpi>0.1γ<br>またはNE>0.1γ |
| GCS | 15 | 13〜14 | 10〜12 | 6〜9 | <6 |
| Cre<br>(mg/dL) | <1.2 | 1.2〜1.9 | 2.0〜3.4 | 3.5〜4.9 | >5.0 |
| 尿量<br>(mL/日) |  |  |  | <500 | <200 |

MAP：平均動脈圧（mmHg），DOA：ドパミン，DOB：ドブタミン
Epi：エピネフリン，NE：ノルエピネフリン

### 表13-2 qSOFAスコア（2点以上で敗血症と診断　qはquickの略）

| | 項目 | 点数 |
|---|---|---|
| 血圧 | 収縮期血圧100 mmHg以下 | 1 |
| 呼吸 | 呼吸数22/分以上 | 1 |
| 意識 | 意識障害（GCSで15未満） | 1 |

　敗血症性ショックも診断基準が変わり，十分な輸液負荷でも平均動脈圧65 mmHg以上を維持するために血管作動薬を必要とし，かつ血清乳酸値が2 mmol/Lを超えるもの，とより明確になった．

### ③ 急性期治療

　2012年までは各項目に数値目標を定め，早期に目標を達成するearly goal-directed therapy（EGDT）が推奨されていた．具体的には中心静脈圧8〜12 mmHg，平均動脈圧65 mmHg以上，尿量0.5 mL/kg/h以上，$SvO_2$ 65%以上（あるいは$ScvO_2$ 70%以上），を目標とした．

　しかし2012年以降，複数の大規模studyでEGDTに否定的な結果が出たため，EGDTは2016年では消え去り，代わりに初期輸液の推奨が登場した（30 mL/kgを3時間以内に投与）．

治療についての要点は以下のようである．その他も細かく記載されているので，一度読むことをお勧めする．

【抗菌薬】
・抗菌薬はできるだけ早く投与し，投与が遅れない範囲で各種培養採取
・考えられる病原菌をカバーしうる広域抗菌薬を1種類以上使用する
・septic shock では原因菌と思われる菌をカバーする他の抗菌薬併用を推奨

【輸液，昇圧剤】
・輸液は晶質液を推奨し，大量であればアルブミン製剤も考慮
・昇圧剤はノルエピネフリン，エピネフリン，バソプレシンを推奨
・ドパミンの使用は限定的（徐脈傾向の時など）
・ドブタミンは輸液，カテコラミン使用でも循環不全が持続する際に考慮
・輸液，昇圧剤に反応しない septic shock にハイドロコルチゾン 200 mg/日

【輸血，血液製剤】
・Hb＜7～7.5 g/dL で RBC 輸血を考慮，FFP はルーチンでは使用しない
・血小板は＜1万/μL で輸血（出血リスクにもよる）を推奨

【栄養】
・血糖値は 180 mg/dL を超えないように
・早期経腸栄養開始を推奨

【予防】
・VTE はハイリスクであり，予防推奨
・ストレス潰瘍予防に PPI を推奨

## 第5章 変化に備える

### 症例14 ▶ 50歳代女性の意識障害

**-22 min　08:10 入電**

#### ■ 病院前情報

うつ病で近医かかりつけ．10年前に子宮筋腫で手術歴あり．前日までは特に問題なく過ごしていた．

搬送当日07:00頃起床．その時は症状の訴えなし．しばらくしてから倦怠感の訴えがあり，椅子に座って休んでいたが改善なく，徐々に反応が鈍くなり意識が朦朧としてきたため夫が救急要請．

#### 救急隊接触時 vital signs

意識：JCS 300，瞳孔：3 mm/3 mm 対光反射は両側鈍い
心拍数：50 bpm・整，血圧：60/42 mmHg，呼吸数：18/分
$SpO_2$：80%（室内気），体温：35.8℃

#### ■ 心構えと準備

徐脈ショックと意識障害を呈しており，かなり重症感が漂う．

まず意識障害の原因は何であろうか．代謝性の可能性も否定はできないが，起床後しばらくしてからの sudden onset の意識障害であり，やや可能性は低い印象．

では徐脈ショックが意識障害の原因か結果なのかを考えてみる．

まず頭蓋内疾患が primary とすると，massive な出血やかなり広範囲の梗塞を考慮する．その結果徐脈で血圧も低いとなれば，心停止手前の状態ではないかと推測される．

逆に徐脈ショックを primary とすれば，脳への灌流が著しく低下し，その結果意識障害を来していると考えられる．

上記を念頭に置いて初療に臨むことになる．第7章で詳しく触れるが，まずは輸液を行いつつ速やかにエコーを行い，閉塞性ショックの検索を行う．同時に血液ガス検査で代謝性の要素を除外したい．循環が立ち上がればCTなど画像検索へ移行する．

08:32 初療室入室 (0 min)

## ■ 初療

**到着時 vital signs**

意識：JCS 10，GCS E3V4M5

瞳孔：3.5 mm/3.5 mm 対光反射は両側迅速

心拍数：121 bpm，血圧：58/36 mmHg，呼吸数：36/分

$SpO_2$：92%（リザーバーマスク 10 L），体温：35.2℃

救急隊によれば，搬送途中 08:20 頃に洞性頻脈へと変化した模様．

意識レベルも JCS Ⅱ桁に改善．

- ▶ 意識レベルが改善している
- ▶ 徐脈ではなく頻脈に
- ▶ ショックと頻呼吸を認める

08:36 (4 min)

右大腿動脈よりシース挿入．

さらに急速輸液を行いつつ心エコーを行った．

血圧は 80/50 mmHg ほどに改善．

### 初期検査

#### ● 動脈血液ガス検査

pH 7.258，$pCO_2$ 32.8 Torr，$pO_2$ 103 Torr

$HCO_3$ 14.1 mmol/L，Lac 7.5 mmol/L

Hb 13.6 g/dL，Na 139 mmol/L，K 3.6 mmol/L，Cl 103 mmol/L

Glu 170 mg/dL，Cre 1.09 mg/dL

#### ● 心エコー

著明な右心負荷所見あり．

IVC は拡張．

#### ● 心電図

HR 113 bpm，洞性頻脈．

Ⅰ誘導で深い S 波，Ⅲ誘導で T 波の平低化を認めた　図 14-1．

症例14 ▶ 50歳代女性の意識障害

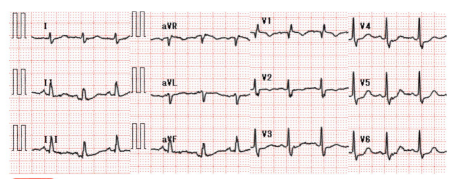

図14-1

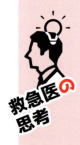

救急医の思考

- 💡 診断は急性肺血栓塞栓症でまず間違いない．

- 💡 かなりの右心負荷であり，一時的に循環が collapse した際に意識レベルが著明に低下し，いったん CPA になりかけた影響で徐脈になったものと推測される．

- 💡 血圧は輸液で若干上昇しているが，入室時は今にも CPA になってしまいそうな vital signs であった．確定診断のために CT へ移行するにはリスクがある．

- 💡 内因性のカテコラミンでギリギリ保たれている状態であり，少しの鎮静，鎮痛で CPA になってしまうことが予想される．

- 💡 必要時に VA ECMO をスムーズに素早く導入できるよう，右大腿動静脈にシースを挿入しておく．すでに挿入したシースは動脈圧モニターをしているので，右橈骨動脈に A line を挿入する．

- 💡 循環が維持できれば CT を考慮する．その際，移動の人員はなるべく多く動員する．

7 min | 08:39　末梢静脈路よりドパミン持続点滴を開始．

8 min | 08:40　右橈骨動脈に A line を挿入し，血圧モニタリング開始．

| 10 min | 08:42 | 大腿静脈にも 4Fr. でシースを確保.

血圧は 60/40 mmHg 程度で,頻脈もほとんど改善されなかった. |

> ▶ CT への移動は CPA のリスク大
> ▶ VA ECMO が必要と思われ,機械を含め早めに準備する

| 11 min | 08:43 | VA ECMO の回路とカニューレ挿入の準備開始.

| 18 min | 08:50 | 意識レベルが再度低下し,BP 40/30 mmHg ほどで頸動脈触知が不良に.CPA と判断し,胸骨圧迫を開始した.

| 19 min | 08:51 | VA ECMO カニュレーション開始.

| 20 min | 08:52 | 気管挿管.
薬剤は使用せずに行った.

| 26 min | 08:58 | VA ECMO 駆動.
血圧は著明に上昇した.

### ポイント 本当は恐ろしい肺塞栓

肺塞栓というと,酸素化が不良になるイメージが強いかもしれない.しかし fatal な肺塞栓のほとんどは,右心負荷に耐えられずにポンプ失調に陥る例である.

VA ECMO は右心から脱血することで右心負荷を著明に軽減する.さらに酸素化と流量補助を行う,実は肺塞栓に理想的な治療.

もちろん侵襲性はかなり高く,可能なら避けたいところだが.

| 42 min | 09:14 | CT 検査へ.
左右の肺動脈に血栓を認め,確定診断に至った 図14-2.

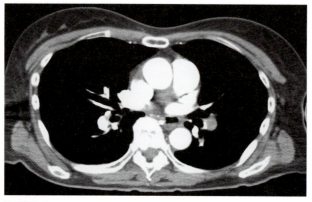

図 14-2

| 63 min | 09:35 | 初療室で下肢送血用のシースを大腿から挿入(下肢の虚血予防のため. 詳細は第 8 章). |
| --- | --- | --- |
| 68 min | 09:40 | Swan-Ganz カテーテルを挿入. |
| 78 min | 09:50 | ICU へ. |

■ 入院後経過

ヘパリンの持続点滴を開始し,全身管理に努めた.

右心負荷所見は改善傾向となり,それに伴い心拍出量も増加した.経過良好であり,day 2 に VA ECMO を離脱し,day 4 に抜管.follow の CT では肺塞栓の縮小傾向を確認し,下腿に DVT を認めた.

内服でワルファリンを開始し,day 10 に退院となった.

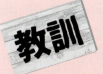

施設にもよるが,外傷に限らず,CTは未だ死のトンネルである.

血圧が何とか保たれていても,数分先の未来ではCPAに陥っていることがある.そのような症例にCT検査を行えば,スカウト画像を撮影中にCPA,なんてことも珍しくない.それは予期しうる急変である.そこから蘇生行為を開始しても救命できる確率は著明に低下し,仮に救命できたとしても神経学的予後不良,ということもある.

症例13と同様,大切なことは循環虚脱に至ることを想定しながら動き,その場合に適切な介入ができる準備(ハード,ソフト両面)を行っておくことだ.

本症例ではCT撮影は困難と判断し,循環を何とか維持しながら心停止に備えてVA ECMOの準備を行い,動静脈シースを確保しておいた.

不幸にもCPAとなってしまったが,迅速にVA ECMOを確立し,最終的に独歩退院とすることができた.

## MEMO 〜肺血栓塞栓症(PTE)〜

肺血栓塞栓症(PTE)は,主に下肢で形成された深部静脈血栓が肺動脈に塞栓を起こすことで発症する.肺動脈内血栓の量,分布,形態によって分類するのではなく,臨床的指標,心エコー,心筋損傷の度合いなどで重症度分類することが一般的である 表14-1.

表14-1

| 臨床的指標 | ショック,血圧低値 |
|---|---|
| 右室機能不全の指標 | 心エコーで右室拡張,圧負荷<br>CT上での右室拡張,BNP高値<br>右心カテーテル検査で右心系圧上昇 |
| 心筋損傷の指標 | トロポニン陽性 |

## 症例 14 ▶ 50 歳代女性の意識障害

これらを check しつつ，本当に危険な PTE を選別する．本文でも述べたが，ここでは酸素化に一切触れていない．

古典的には collapse，massive，sub-massive，non-massive と分けることが今でも広く用語として使われている 表14-2 ．

表14-2

|  | 血行動態 | 心エコーで右心負荷 |
|---|---|---|
| Collapse/cardiac arrest | 心停止 or 循環虚脱 | あり |
| Massive | 不安定<br>ショック，血圧低値 | あり |
| Sub-massive | 安定 | あり |
| Non-massive | 安定 | なし |

いずれにせよ循環動態と右心負荷で PTE の重症度は語られる．

日本循環器学会ガイドラインによると，循環動態や右心負荷の有無に基づいて，血栓溶解療法，カテーテル治療，血栓摘除術などが選択される 図14-3 ．

collapse PE や massive PE においては，来院直後から心停止や循環虚脱を来していることが少なくない．そのような状況では，診断の gold standard である造影 CT 検査に移動できるほど血圧に余裕がなかったり，仮に保たれていても移動中に循環虚脱となる場合がある．

つまり確定診断に至る前に fatal となることがあり，その場合は心エコーや状況から暫定的に診断する．

本症例のように，いつでも VA ECMO を導入できるように構えておくことが重要で，無理だと判断した際は確定診断より前に VA ECMO を確立することもある．

collapse PE は救命医にとって challenging な病態であり，決断を遅らせてはいけない．間違っても不安定な状態であるのに CT に踏み切って途中で CPA，となることだけは避けないといけない．

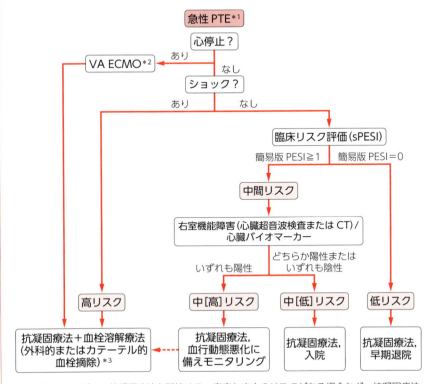

*1: 診断されしだい，抗凝固療法を開始する．高度な出血のリスクがある場合など，抗凝固療法が禁忌の場合には下大静脈フィルター留置を考慮する
*2: 施設の設備や患者の状態により，装着するか否かを検討する
*3: 施設の状況や患者の状態により，治療法を選択する

図14-3 **急性PTEのリスクレベルと治療アプローチ**
(Konstantinides SV, et al. Eur Heart J. 2014；35：3033-69 より改変)

# 第5章 変化に備える

## 症例15 ▶ 60歳代女性の吐血

**-13 min　19:40　入電**

### ■ 病院前情報

呼吸器疾患で他院通院中，ADLの自立した女性．
18:30頃歩行中に鮮血の吐血あり（量は不明），自ら救急要請．

#### 救急隊接触時 vital signs

意識：JCS 0，瞳孔：3 mm/3 mm 対光反射は両側迅速
心拍数：114 bpm，血圧：190/80 mmHg，呼吸数：24/分
$SpO_2$：86％（室内気）→98％（リザーバーマスク 10 L）
体温：36.7℃

### ■ 心構えと準備

　鮮血の吐血ということだが，vital signs は安定している．救急隊は吐血と言っているが，果たして本当であろうか（鮮血の吐血というのはあまりない）．
　詳細不明だが呼吸器疾患があり，喀血の可能性は念頭に置いておかないといけない．いずれにせよ比較的 vital signs は落ち着いているので，画像検索を優先したい．

**0 min　19:53　初療室入室**

### ■ 初療

受け答えは問題なく，軽度の呼吸困難を訴えるのみであった．
本人，家族とも既往症についてはあまり把握していなかった．

#### 到着時 vital signs

意識：JCS 0，GCS E4V5M6
瞳孔：3.0 mm/3.0 mm 対光反射は両側迅速
心拍数：71 bpm，血圧：183/112 mmHg，呼吸数：24/分
$SpO_2$：100％（リザーバーマスク 10 L），体温：36.1℃

口の周りに鮮血が付着し，咳き込んでいる．
その他身体所見上は特記すべき所見なし．

▶やはり喀血なのではないか
▶酸素化は保たれる

### 初期検査
#### ▶ 動脈血液ガス検査
pH 7.344，$pCO_2$ 46.7 Torr，$pO_2$ 98.7 Torr
$HCO_3$ 24.8 mmol/L，Lac 1.2 mmol/L
Hb 11.2 g/dL，Na 127 mmol/L，K 4.0 mmol/L，Cl 93 mmol/L
Glu 185 mg/dL，Cre 0.52 mg/dL

#### ▶ 心エコー
心収縮能は正常．
弁膜症は明らかなものは認めなかった．
その他特記すべき所見なし．

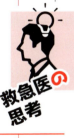 救急医の思考

💡 吐血ではなく喀血と思われるが，呼吸状態含め全身状態は今のところ保たれている．

💡 ひとまずは画像検索へと進めそうだ．

11 min 20:04

CT 検査へ．
CTでは左上葉に空洞病変，右中葉にすりガラス陰影を認めた 図15-1．
胃の内容物はほとんど認めなかった．

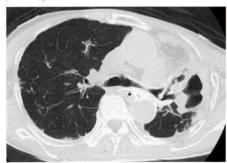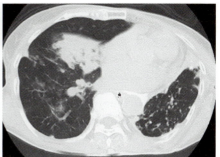

図 15-1

**19 min | 20:12** 本人によれば呼吸困難感は少し改善したようで，酸素も徐々に減量できていた．

かかりつけの病院に連絡したところ，肺MAC症，高血圧で通院しているとのことであった．

- 💡 肺MAC症を基礎とした喀血と，それによる呼吸困難で搬送となった症例．恐らくは左の肺からの出血と，右への垂れ込みと思われる．
- 💡 出血に関して，止血術を行うか，自然止血を待つか．少量の出血では様子観察で改善することもあるが，吐血と言われるほどの出血であり，止血術が無難かもしれない．
- 💡 窒息により気道緊急となる可能性があり，急変に備えていつでも気管挿管，場合によっては分離肺換気ができる体制を整えておく．

**27 min | 20:20** 初療室ベッド上で200 mLほどを喀血し，SpO₂が60％まで低下．分離肺換気での気管挿管を行うこととした．

**30 min | 20:23** 右橈骨動脈にA lineを確保し血圧モニタリングを開始．

▶ 分離肺換気の準備の間にA line確保

**35 min | 20:28** 分離肺換気用のチューブで気管挿管を行い，気管支動脈塞栓術（BAE）の準備を開始した．

### ポイント 分離肺換気

分離肺換気といえば特定の手術中に麻酔科が行っているイメージが強いと思う．本症例で普通の気管チューブを使用すれば，出血していない方の気管が保護されず，血液の流入により閉塞してしまう危険性がある．ただチューブの各ルーメンが細いので，血液の吸引や気管支の洗浄は行えなくなることに注意．

53 min | 20:46

BAE へ．
左気管支動脈を2本ゼラチンスポンジで塞栓した．

162 min | 22:35

ICU へ．陰圧個室とした（結核が否定できるまでは感染対応の個室で管理）．

### ■ 入院後経過

再出血の徴候なく経過した．day 2 に通常の気管チューブへ交換し，気管支鏡を施行．活動性の出血はなく，可及的にトイレッティング（洗浄のこと）を行った．
day 4 に抜管し，その後一般病棟へ転棟（PCR で結核は陰性であった）．
day 9 に自宅退院となった．

血痰や喀血を主訴に救急外来を受診する例はしばしば経験する．
少量である時や患者背景によっては外来で follow できることもあるが，大量喀血の場合は短時間で窒息し，急速に低酸素が進行することがある．それは時に致命的である．
そのため喀血量が多い場合や酸素化が不良である場合など，急変の危険性が高いと判断される時は，太めの気管チューブで速やかに気管挿管できるよう，準備をしておく．さらに分離肺換気用のチューブ，もしくは気管支ブロッカーを取り寄せ，すぐに応援を要請できるよう状況を確認しておくことが望ましい．
救急医にとって最も恐いものは，どんなショックよりも気道緊急かもしれない．ほとんどの救急医が苦い経験をしていることであろう．大切なことは急変を想定し，準備をしておくことである．

> **第5章のポイント**
>
> 　症例はどれも重症であるが，来院時は何とか保たれていた．3次救急に搬送になる症例は，放っておけば短期間にCPAに至るようなものが少なくない．診断をして，次に治療，というような一般診療の流れでは太刀打ちできないものばかりである．
> 　治療介入することで短時間の後にどういう経過を辿るかを常に意識し，それを予想して準備しておかないと救命は難しい．ABCの安定を得るまで頭を休めてはいけない．

# 第6章 意識障害

　救命救急センターにおいて，意識障害で搬送となる症例は非常に多い．その鑑別疾患は世の中に広く知られているが，病態に則っていないものが多い．

　例えば，血糖値が低ければ原因と考えていいのか．もちろんそういう時もあるだろうが，敗血症性ショックによる意識障害と，それに伴った低血糖を見ているのかもしれない．

　何が原因で意識障害を来しているのか，疾患名ではなく病態で把握することが肝要である．また，単一の要因による意識障害は重症例では少なく，複数の要因が絡んでいることも多い．そのため1つの疾患名に決めてしまうことは非常に危険である．

　病態を考えながら（脳血流，後方循環，脳実質，脳圧，代謝性など）初療に臨み，不可逆になりうるものには早期の介入を行う．そして経過を見ながら追加検査を検討する．

# 第6章 意識障害

## 症例16 ▶ 70歳代女性の意識障害

**-14 min　18:28　入電**

### ■ 病院前情報

独居の高齢女性．妹が1週間前に訪問した際はいつもと変わらない様子であった．搬送当日，電話に出ないため妹が訪問したところ，側臥位で倒れているところを発見し，救急要請となった．室内はゴミが散乱し，嘔吐痕があった．寒冷環境ではなかった．

#### 救急隊接触時 vital signs

意識：JCS 100，瞳孔：2 mm/2 mm 対光反射は両側迅速
心拍数：114 bpm・整，血圧：74/50 mmHg，呼吸数：24/分
$SpO_2$：94％（リザーバーマスク6 L/分），体温：36.4℃

### ■ 心構えと準備

　倒れていたということ以外，ほとんど情報がない．患者背景も全く不明な状況である．vital signs から，ひとまずショックであることが想定される．加えて高度な意識障害を認める．呼吸はやや早めであるが酸素化は何とか保たれている印象．
　まず，到着したら動脈血圧のモニタリングを行う．高度な意識障害であり，気管挿管を要する可能性が高い．薬剤を含め準備をしておく．
　いつから倒れていたかはわからないが，脱水は存在すると思われ，急速輸液で反応を見たい．並行してエコーを行い，ショックの原因を探る．

**0 min　18:42　初療室入室**

### ■ 初療

#### 到着時 vital signs

意識：JCS 200，GCS E1V1M4
瞳孔：3 mm/3 mm 対光反射は両側鈍い
心拍数：113 bpm・整，血圧：72/54 mmHg，呼吸数：24/分
$SpO_2$：測定不能（リザーバーマスク6 L/分），体温：36.5℃

口腔内には乾燥した吐物が大量に付着していた．

左臀部に褥瘡あり．

救急隊より糖尿病があるとのことであった．

> ▶ 意識障害は高度
> ▶ かなり時間が経っている模様

4 min　18:46

右橈骨動脈より A line 挿入，急速輸液を開始．

触れは弱かったが，何とか A line を確保．血圧は 70/50 mmHg ほどであった．

### 初期検査

▶ **動脈血液ガス検査**（リザーバーマスク 6 L/分）

pH 7.460，$pCO_2$ 32.3 Torr，$pO_2$ 69.1 Torr

$HCO_3$ 22.6 mmol/L，Lac 6.3 mmol/L

Hb 16.7 g/dL，Na 163 mmol/L

K 4.8 mmol/L，Cl 123 mmol/L

Glu 411 mg/dL，Cre 2.16 mg/dL

> ▶ 若干のアルカレミアであるが，pH は意外にも保たれている
> ▶ 高度な脱水が存在

▶ **12 誘導心電図**

HR 114 bpm，洞調律．

他特記すべき異常はなし．

▶ **心エコー**

心収縮能はびまん性に軽度低下．

有意なレベルの弁膜症なし．

左室内腔は狭小化している．

IVC は虚脱．

▶ **腹部エコー**

観察不良であるが，エコーフリースペースはなし．

症例 16 ▶ 70 歳代女性の意識障害

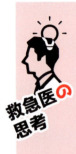

- エコー，vital signs，血液ガス所見からは非常に高度な脱水が示唆される．というか間違いない．
- pH は保たれており，頻回の嘔吐によるアルカローシスの影響も加わっていると思われる．
- ひとまずは細胞外液の補充で改善が見込めそうである．
- 意識障害の原因検索のため，頭部 CT を追加する．vital signs からは，CT へ移行しても問題ないだろう．
- 酸素化は不良であり，高度な意識障害からも気管挿管が妥当．輸液と共に酸素化が悪化する可能性も高い．気管挿管を先行する．

### ポイント
**輸液で酸素化が悪化**

肺炎に脱水を合併していると，入院後にレントゲンで肺炎像が悪化することをしばしば経験する．循環を保つための輸液は必要不可欠であるので，wet lung でも管理できる余裕を持っておくこと．

---

**10 min / 18:52**
フェンタニルのみ使用し，気管挿管を施行．
急速輸液により血圧は 90/60 mmHg，HR は 100 bpm ほどまで改善した．

**15 min / 18:58**
頭部 CT 検査へ．
脳は高度に萎縮し，陳旧性脳梗塞像は認めるが，出血はなし．

- 高齢女性に高度脱水と高 Na 血症．これだけでも意識障害の原因として矛盾はしない．でもそれだけでいいのだろうか？
- 元気だった人が突然高度脱水になることはない．嘔吐がその誘因であることが予想されるが，それより前に何か event が起きて，長時間倒れていたのかもしれない．
- MRI を追加する．

### 👉ポイント 意識障害の鑑別

　疾患名を箇条書きにしたものが巷に出回っているが，救命においては少し違う．後でわかっても対応可能で，予後が変わらないものであれば後回しでよい．介入を急ぐべきものを先に潰しておき，循環呼吸を担保した状況でゆっくりコンサルトなり，調べたりすればよい．
　血液検査でわからないものとして代表的なものは，血管内治療や手術を要する頭蓋内疾患，中枢神経系の感染，そして NCSE（後述）である．

---

**28 min　19:10**
循環，呼吸の安定を確認し，MRI 検査へ移動．
意識障害の原因となるような所見は認めなかった．

**68 min　19:50**
腰椎穿刺施行．
念のため髄液検査も行った．

**80 min　20:02**
ICU 入室．

### ■ 入院後経過

　血液検査でもやはり高度脱水所見，高 Na 血症が存在し，炎症反応の上昇も認めた．髄液検査では有意な所見は認めなかった．持続脳波を装着したところ，痙攣波を認め，NCSE であったことが発覚した．
　恐らくは何らかの原因を背景とした頻回の嘔吐があり，動けなくなってしまい，結果として高度な脱水，意識障害，誤嚥性肺炎を来したものと考えられた．NCSE はいつからか不明であり，primary である可能性も考えられた．真実はわからない．
　肺炎に対して抗菌薬治療を開始し，循環，呼吸に注意しつつ管理した．カテコラミンは使用せずに循環は安定し，呼吸状態も経時的に改善した．NCSE に対しては鎮静と抗痙攣薬を使用し，良好な経過であった．また，Na は緩徐に補正を行った．
　若干の意識レベルの改善は認めたものの清明とはならず，ある程度不可逆な領域まで落ち込んでしまったものと考えた．そのため day 6 に気管切開を行い，day 7 に人工呼吸器を離脱．day 24 に療養型病院へ転院となった．

症例 16 ▶ 70 歳代女性の意識障害

> **教訓**
>
> 初療では原因の判然としなかった意識障害の症例．Na，高度脱水だけでも十分意識障害の説明は可能であったが，念のため MRI，髄液検査を行った．
> 　　MRI では痙攣による変化は認めなかったものの，脳波では NCSE の所見であった．NCSE が存在するかどうかは難しいところであるが，意識障害の原因が判然としない場合，また違和感が残る場合は脳波検査をお勧めする．
> 　　繰り返しになるが，急いで治療介入した方がよいものに関しては，積極的に検索しないといけない．

## MEMO 〜NCSE〜

　NCSE（non-convulsive status epilepticus）とは要するに，痙攣発作を伴わないてんかん重積状態のことである．

　目の前でガクガクと痙攣していれば，すぐに止めないといけないことは常識であろう．だが NCSE では見た目は痙攣していないものの実はてんかん重積であり，早期の治療介入を行わないといけない．しかも痙攣が認められるものに比べ治療抵抗性が高く，さらに厄介である．

　意識障害を呈する病態は多岐に渡る．救急領域では鑑別をパッと思い浮かべ，初期検査で真実に迫る．そのどれもが説明するに足る状況ではない時に NCSE は考慮すべき病態となる．

**表 16-1　意識障害の原因と検査の例**（網羅しようとしているわけではない）

| 病態 | 検査 |
|---|---|
| アシドーシス，血糖，尿毒症，内分泌など | 採血，血液ガス |
| 体温異常，低酸素血症など | vital signs，血液ガス |
| アルコール，薬物中毒 | 病歴，尿検査キット |
| 感染，脳炎，脳症 | 髄液検査 |
| 症候性てんかん，脳卒中，頭蓋内占拠性病変 | CT，MRI |

実際は，色々調べたけどよくわからない意識障害に対して，「脳波でも付けてみるか」といった感じかと思われるが，NCSEは除外しないといけないものであるから，必ず付けないといけない．

　持続脳波がその診断の中心で，NCSEのほとんどが診断できると言われている．しかしながら脳波を普段から見ている先生たちには読めても，神経内科ではない我々では細かい脳波の読みはわからない．

　我々救急医にとっては疑うことが最も大切で，持続脳波を装着し，専門家に読んでもらう，程度が関の山であろうか．

　ただ近年では蘇生後の神経学的予後判定にaEEG（振幅を縦軸，時間を横軸にとりトレンド表示したもの）を使用することが増えており，これは脳波の素人でも簡単に読むことが可能である（読む，といったレベルでもないが）．救急医にも脳波の読みが必須となる時代が，すぐそこまで来ているのかもしれない．

# 第6章 意識障害

## 症例17 ▶ 70歳代男性の意識障害

**-15 min　04:38　入電**

### ■ 病院前情報

妻と同居，ADLの自立した男性．物音がしたため妻が傷病者の寝室を見に行ったところ，「息が苦しい」と訴えた後に意識消失したため，妻が救急要請．高血圧で近医に通院しているとのことであった．

**救急隊接触時 vital signs**

意識：JCS 200，瞳孔：2 mm/2 mm 対光反射は両側鈍い
心拍数：84 bpm・整，血圧：260/120 mmHg，呼吸数：30/分
$SpO_2$：94%（リザーバーマスク 10 L/分），体温：不明

### ■ 心構えと準備

呼吸困難の訴えの後に意識消失．確かに高度な意識障害を呈している．$SpO_2$はギリギリ保たれているが，酸素化は不良かもしれない．

血圧は異常高値を示している．意識障害で血圧異常高値とくれば，頭蓋内疾患を想定しやすいが，呼吸困難が先行しており，どちらかといえば呼吸不全がprimaryな印象．早朝突然発症の呼吸困難であり，いわゆるCS1の心不全が想定される．意識障害は$CO_2$の貯留を表しているのだろうか．

高度な意識障害であり，NPPVは使いづらい．気管挿管，人工呼吸器での管理が必要であろう．薬剤を含め準備をしておく．

**0 min　04:53　初療室入室**

### ■ 初療

**到着時 vital signs**

意識：JCS 300，GCS E1V1M1
瞳孔：3 mm/3 mm 対光反射は両側鈍い
心拍数：87 bpm・整，血圧：251/158 mmHg，呼吸数：36/分
$SpO_2$：100%（リザーバーマスク 10 L/分），体温：35.2℃

胸部の聴診では wheeze が著明．
下腿に軽度浮腫あり．

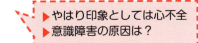
▶やはり印象としては心不全
▶意識障害の原因は？

### 初期検査
▶ **動脈血液ガス検査**（リザーバーマスク 10 L/分）
pH 6.918，$pCO_2$ 90.4 Torr，$pO_2$ 204.0 Torr
$HCO_3$ 17.5 mmol/L，Lac 8.0 mmol/L
Hb 13.3 g/dL，Na 138 mmol/L，K 4.0 mmol/L，Cl 111 mmol/L
Glu 236 mg/dL，Cre 2.48 mg/dL

▶ **12 誘導心電図**
HR 89 bpm，洞調律．
左室高電位を認める．

▶ **心エコー**
心収縮能はびまん性に中等度低下．
有意なレベルの弁膜症はなし．
IVC の径は適切．

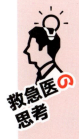

- 呼吸が苦しかった理由は恐らく心不全であろう．$CO_2$ が貯留するほどであり，重度である．
- 呼吸困難が先行する，$CO_2$ 貯留を伴った意識障害であり，その他に意識障害の原因が隠れている可能性は否定的と思われる．
- 代謝性アシドーシスを呼吸が代償できておらず，高度なアシデミアを呈している．早急に換気の改善が必要．
- 気管挿管を行い，人工呼吸器で管理を行う．
- 心不全の原因として，後負荷増大の影響は大きいと思われるので，速やかに降圧を行う．

**8 min / 05:01**
A line を確保，ニトログリセリンを静注．
動脈血圧をモニターしつつ，降圧を行った．

**11 min / 05:04**
フェンタニル，プロポフォール，ロクロニウムを使用して気管挿管施行．
PEEP を高めに設定し，多めの換気量とした．

第 6 章　意識障害

症例 17 ▶ 70 歳代男性の意識障害

17 min | 05:10

レントゲンを撮影 図17-1．
血液ガスで pH 7.203，$pCO_2$ 55 Torr まで改善を認めた．
血圧は 110/60 mmHg まで改善した．

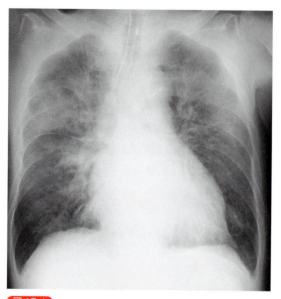

図 17-1

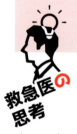

💡 心不全に対する初期対応は成功．

💡 意識障害の鑑別のため CT を念のため撮影しておく．

19 min | 05:12

CT 検査へ．
頭蓋内には特記すべき所見は認めなかった．

26 min | 05:19

ICU 入室．

■ **入院後経過**

　意識レベルは入院後しばらくして指示動作が入るまでに改善した．うっ血性心不全に対してカルペリチド持続点滴で治療を開始し，利尿は良好であった．呼吸状態も速やかに改善したため，day 2 に抜管し，食事も開始できた．

　再検したエコーでは左室収縮能は正常まで改善していたが，拡張障害を認めた．経過良好であり，内服の降圧薬を強化し，day 7 に自宅退院となった．

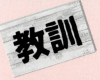

　左室の拡張障害を背景に後負荷増大で発症した，いわゆる flash pulmonary edema の症例．うっ血性心不全など，呼吸不全で搬送される症例の多くは呼吸困難が主訴の中心であるが，重症度によっては意識障害で搬送されることも多い．特に 3 次救急症例で散見される．

　うっ血性心不全では，最初は呼吸が促迫し $CO_2$ が下降することも多いが，最終的には $CO_2$ は上昇に転じ，意識障害やアシデミアとなり，fatal な状況となる．重症例では早期の適切な治療介入が救命の成否を分ける．CS1 の心不全では降圧だけですぐによくなる症例が多い．しかし，内因性のカテコラミンで血圧が上昇している要素が強いので，調子に乗って降圧薬を継続使用していると血圧はむしろ低値に陥ることが多いのも特徴である．覚えておきたい．

## MEMO ～clinical scenario～

　超急性期の心不全患者の病態を把握する方法として，主に収縮期血圧（sBP）に着目した clinical scenario（CS）が提唱されて久しい．ただ，言葉が一人歩きしている印象があるので，あくまでも病態把握のための分類であることを強調しておきたい．大雑把に分けると，表17-1 のようになる．

表17-1

| CS | 分類方法 | 特徴 |
| --- | --- | --- |
| CS1 | sBP＞140 mmHg | 急激に発症（flash pulmonary edema）<br>肺うっ血に比して全身浮腫は軽度<br>左室機能は保たれていることが多い |
| CS2 | sBP 100～140 mmHg | 緩徐に進行し発症<br>全身の浮腫を伴う |
| CS3 | sBP＜100 mmHg | low output を反映した組織の低灌流<br>うっ血は意外にも少ない |
| CS4 | 急性冠症候群 | 急性冠症候群に合併した急性心不全 |
| CS5 | 右心不全 | 肺高血圧や右室梗塞で発症<br>通常肺うっ血は乏しい |

　個人的には，これらを覚える必要はないと考えている．共通言語としてCS1は重要だと思うが，「CS5の心不全です」と言っても，一瞬「え？」という反応をされるかもしれない．急性冠症候群や右心不全は，CS4やCS5などとは呼ばれず，病名が共通言語であろう．

　急性非代償性心不全で，急激な後負荷の増大，いわゆる afterload mismatch によって発症したものが CS1 である．急激に呼吸状態が悪くなり，搬送時に著明な血圧高値を示し，NPPV や血管拡張薬で後負荷を下げるとすぐに改善する，よく見るアレである．これは典型的なものが多く，CS1 という言葉で括るのは非常にわかりやすい．

　CS2とCS3については，血圧に囚われず，病態を適切に把握しないといけない．そもそも急性非代償性心不全の初期治療は，病態を把握し，それぞれに適切に介入することが肝要であることを忘れてはいけない．CS4とCS5は各々に特異的な治療になる．CS1についてもう少し掘り下げてみる．

寝る前まで何の問題もなさそうだったのに，夜間苦しくて起きたらどんどん呼吸困難が進行し，起座呼吸になり，心配した家人が救急要請．よくあるシナリオである．

　afterload mismatch を来した状態であり，適切な初療ですぐに落ち着くことが多い．ただ搬送の段階ではかなりの低酸素血症を来していることが多く，意識障害を来すこともあるので，3 次救急では意外にも CS1 が多い．そのため NPPV は多くの場合で必要となるし，場合によっては気管挿管を要することもある．ただ，すぐによくなるので，数時間で人工呼吸は離脱できることも多い．

　教科書的には硝酸薬のみで通常利尿剤は必要ない，としているものが多い．しかしこれは時として当てはまらないこともあり，注意が必要である．

　収縮は良好でも拡張障害を基礎とした心不全が存在し，軽度の体液貯留を来している CS1 症例は意外にも多いので，そうした例では少量利尿剤が奏効することもある．

　一番強調しておきたいのは，CS1 の中にはその後の管理に難渋する重症心不全が隠れていることである．血圧が高い，というだけで括るからこういう自体に陥るのであるが，実は心拍出量が低いのに，内因性のカテコラミンが大量に出た結果，血圧が高く出ている症例が存在する．

　sBP が 140 を超えているから CS1 で，すぐによくなる，と決めつけてはいけない．afterload mismatch が契機となり発症した急性非代償性心不全には変わりないかもしれないが，気管挿管したら途端に心原性ショック，なんてことはたまに経験する．こういう例では後負荷以外の病態をきちんと把握し，適切に介入しないといけない．何事でも決めつけはよくないものだ．

# 第6章 意識障害

## 症例18 ▶ 80歳代男性の意識障害

**−16 min / 19:30 入電**

### ■ 病院前情報

冠動脈バイパス術の既往のある男性．超高齢ではあるがADLは自立している．18:00頃に入浴するまで普段と変わった様子はなかった．19:00になっても浴室から出てこないため，妻が様子を見に行ったところ，下肢だけ浴槽内に浸かり，上半身を洗い場に投げ出すような形で意識がない状態であった．妻が救急要請．

### 救急隊接触時 vital signs

意識：JCS 300，瞳孔：2 mm/2 mm 対光反射は両側鈍い
心拍数：78 bpm・整，血圧：180/70 mmHg，呼吸数：30/分
SpO₂：98%（室内気），体温：36.1℃

### ■ 心構えと準備

高度な意識障害を呈している．入浴中の突然発症であり，頭蓋内疾患が大いに疑われる．幸い循環，呼吸は安定しており，早めに画像検索へと移行したい．
いつものように気管挿管の準備だけはしておく．

**0 min / 19:46 初療室入室**

### ■ 初療

### 到着時 vital signs

意識：JCS 10，GCS E3V4M6
瞳孔：1 mm/1 mm 対光反射は両側鈍い
心拍数：90 bpm・整，血圧：205/94 mmHg
呼吸数：20/分
SpO₂：100%（リザーバーマスク6 L/分），体温：36.8℃

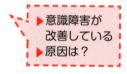
▶ 意識障害が改善している
▶ 原因は？

**初期検査**

▶ **動脈血液ガス検査**（リザーバーマスク 6 L/分）
pH 7.470, pCO$_2$ 36.5 Torr, pO$_2$ 166.9 Torr
HCO$_3$ 26.2 mmol/L, Lac 1.9 mmol/L
Hb 14.5 g/dL, Na 144 mmol/L, K 4.0 mmol/L, Cl 110 mmol/L
Glu 222 mg/dL, Cre 0.70 mg/dL

▶ **12 誘導心電図**
HR 84 bpm, 洞調律.
V1-4 に異常 Q 波を認める.

▶ **心エコー**
心収縮能は前壁で壁運動低下を認めるも, 全体には保たれる.
中等度僧帽弁逆流あり.
左室流出路の狭窄なし.
IVC の径は保たれる.

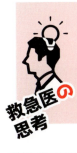

💡 血液ガス所見からは意識障害の原因に迫る所見はない. 前壁の陳旧性心筋梗塞がありそうだが, 意識障害には繋がらない.

💡 入浴中であり, 失神した可能性が最も考えられる. あるいは痙攣後の状態を見ているのかもしれない. 乳酸値は低いが.

💡 少なくとも安定していそうなので, 画像検索には移行できる.

**ポイント　高齢者の失神**

　若年から高齢者まで, 失神は救急外来で最も多い主訴の 1 つである. 若年ではすぐに意識が回復するが, 高齢者では数時間以上経って回復することもあるので, 典型的でなくとも鑑別には挙がる.

14 min　20:00
頭部 CT 検査へ.
頭蓋内には意識障害の原因となるような所見は認めなかった.

26 min　20:12
名前や場所を答えられるまでに意識レベルは改善した.

症例 18 ▶ 80 歳代男性の意識障害

29 min | 20:15　ICU 入室．

■ **入院後経過**

いったんは意識レベルが改善したが，指示動作が時々入らなくなる，反応が鈍くなるといった状態となった．その他 vital signs の変化はない．

救急医の思考

- どうも失神の経過とは言い難い．他の原因の可能性を探る必要があるだろう．
- 意識レベルに動揺性があるので，脳の血管に関連する病態が疑わしい．後方循環の問題かもしれない．

78 min | 21:04　MRI 検査へ　図 18-1．

脳幹，小脳，視床に多発する急性期脳梗塞を認めた．
MRA では脳底動脈の閉塞所見を認めた．

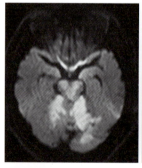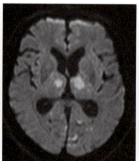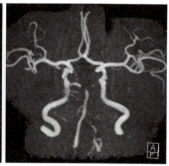

図 18-1

MRI から帰室後，再び意識レベルは低下し，昏睡状態となった．脳神経外科に相談し，tPA や血管内治療は行わず，エダラボンのみ投与し，経過観察の方針となった．day 2 にお亡くなりになった．

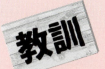
高度な意識障害を呈するも,初療室で改善した症例.結果的には脳幹梗塞でお亡くなりになった.
　MRIを撮影するのがやや遅れたが,実は検査室の都合もあり,またそこまで疑ってもおらず,いったん入院してから撮影する予定であった.しかし恐らくは,より速やかに診断できていたとしても,救命は困難であったと思われる.
　症例を振り返ると,救急隊接触時に縮瞳しており,その時点で脳幹を想定するべきであった.
　意識障害の原因を考える時,脳の後方循環の問題は意外と忘れがちである.鑑別を考える際には常に頭の隅においておきたい.

### 第6章のポイント

　高度な意識障害の症例が搬送されたら,原因も大事だが気道確保を優先する.頭部CTは多くの場合必要な検査となるが,そこで所見がなかったとしても,思考のスピードを下げてはいけない.
　循環呼吸の安定を担保しつつ,速やかに介入すべき可逆性のある重篤な疾患を見逃さないように検査を進める.
　具体的には,頭の問題なのかそうでないのか.頭とすれば,頭蓋内疾患が起きているのか,脳への血流の問題なのか.こういったことを考えながら診療を進めていくことが肝要である.

第 1 章

# ショック

ショックの患者で最も大切なことは，何のショックなのかを診断することと，できるだけ早くショックから離脱させることである．

ショックの時間が長くなればそれだけ救命率は下がり，また不可逆な損傷を生じる可能性も上昇する．早急に適切な介入が必要であるが，病態も解明しなくてはならない．

まず姿勢として，考えながら行動することを意識してほしい．実際はモニタリングやベッドサイドでの検査を駆使してショックの原因に迫るわけだが，わからない時に急速輸液やカテコラミンを投与するのを躊躇ってはいけない．輸液や薬剤への反応も診断の一助になる．

誰が初療をしても救命困難な症例も実際はあるが，多くの症例では適切に行動すれば救命可能である．初療医の腕が試されると言えよう．

# 第7章 ショック

## 症例19 ▶ 70歳代男性の意識障害

**−9 min　06:15　入電**

### ■ 病院前情報

　ADLの自立した男性．前日までは普段通りであったが，未明より呼吸困難の訴えがあり，複数回嘔吐をした．05:30頃に妻に支えられトイレに行ったが，途中で崩れ落ちるように倒れ意識消失したため救急要請．既往症は不明．

### 救急隊接触時 vital signs

意識：JCS 300，瞳孔：3 mm/3 mm 対光反射は両側消失
心拍数：120 bpm・整，血圧：50/- mmHg，呼吸数：32/分
$SpO_2$：80%（リザーバーマスク 10 L/分），体温：37.1℃

### ■ 心構えと準備

　呼吸困難からの意識消失，さらにショックバイタルである．病院到着まで持たないかもしれない．病歴から意識障害の原因は頭蓋内疾患とは考えにくく（否定はできない），呼吸不全から$CO_2$が貯留しているのか，あるいはショックの影響か．ショックの存在はほぼ間違いないと思われるので，その鑑別と迅速な治療介入が要求される．$SpO_2$は低いが，循環不全であり当てにはならない．ただ呼吸困難からの発症なので，酸素化は不良であると予想される．

　血圧のモニターのため大腿動脈よりシースを挿入する．気管挿管はほぼ必須と思われるので，準備をしておく．急速輸液を行い，カテコラミン，希釈アドレナリンなど，循環作動薬も準備しておく．最初の印象とエコーで速やかに病態を解明したい．

**0 min　06:24　初療室入室**

### ■ 初療

### 到着時 vital signs

意識：JCS 300，GCS E1V1M1
瞳孔：3 mm/3 mm 対光反射は両側鈍い

心拍数：112 bpm・整，血圧：測定不能，総頸動脈触知
呼吸数：30/分
$SpO_2$：58%（リザーバーマスク 10 L/分），体温：35.8℃

皮膚の色調は不良で冷たく，網状皮斑を認める．
頸静脈は怒張している．

> ▶ warm shock ではなさそう
> ▶ エコーで鑑別を

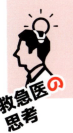

- 💡 血液分布異常性ショックではなさそう．頸静脈は怒張しており，hypovolemic が原因でもない．
- 💡 閉塞性ショックと心原性ショックのいずれかを想定する．
- 💡 心，肺のエコーと聴診で何かわかる可能性が高い．

**4 min | 06:28**

右大腿動脈よりシースを挿入．
血圧は 60/40 mmHg ほどであった．
胸部聴診では右の呼吸音が消失．

> ▶ 緊張性気胸！
> ▶ チェストチューブ挿入の準備を進める

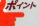 **ポイント　緊張性気胸と診断したら**

何よりも速やかな脱気を優先する．レントゲンでの確認を優先してはいけない．
緊張性気胸のレントゲン画像など，救命医は残してはいけないものだ．

**6 min | 06:30**

右胸腔にチェストチューブを挿入したところ，勢いよく脱気．
挿入直前の肺エコーでは，右の lung sliding は消失していた．

### 初期検査

▶ **動脈血液ガス検査**（リザーバーマスク 10 L/分，入室直後）
pH 7.124，$pCO_2$ 62.0 Torr，$pO_2$ 49.1 Torr
$HCO_3$ 19.5 mmol/L，Lac 7.6 mmol/L
Hb 11.4 g/dL，Na 138 mmol/L，K 4.1 mmol/L，Cl 101 mmol/L

Glu 205 mg/dL, Cre 1.14 mg/dL

▶ 心エコー（胸腔ドレナージ後）
心収縮能は正常．
有意なレベルの弁膜症はなし．
右心負荷は明らかではない．
IVC はやや拡張．

💡 緊張性気胸の診断で間違いないと思われるが，その原因検索のため CT は必要．

💡 意識レベル，循環呼吸の変化を観察し，必要なら気管挿管を行う．

💡 胸腔ドレナージ後の再膨張性肺水腫に注意を．

**11 min / 06:35**
気管挿管．
循環は速やかに改善し，血圧は 110/60 mmHg ほどに上昇した．
薬剤はフェンタニル，ロクロニウムを使用した．

**16 min / 06:40**
血液ガス検査では pH 7.369, $pCO_2$ 43.7 Torr, $pO_2$ 162.0 Torr, $HCO_3$ 24.6 mmol/L まで改善．

**18 min / 06:42**
CT 検査へ．
頭蓋内には年齢相応の萎縮程度の所見のみ．
肺気腫は著明であった．

**26 min / 06:50**
ICU 入室．

### ■ 入院後経過

入院後も状態は安定して経過した．意識レベルも経時的に改善し，清明となった．一方で air leakage はなかなか減らない状態が続いた．

入院後に妻に聞くと，救急隊には言わなかったがもともと COPD の指摘があり，過去にも気胸を起こしたことがあるとのことであった．再発性

の気胸であり，なかなか air leakage もなくならないため，呼吸器外科に相談．手術目的に day 5 に転科となった．

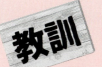

緊張性気胸による閉塞性ショックの症例であった．診断は容易ではあるが，気付かずに画像検索へ進んだりすると，場合によっては CPA となっていたかもしれない．

閉塞性ショックのうち，緊張性気胸と心タンポナーデはドレナージですぐに改善する見込みのある病態である．心タンポナーデはその原因自体が fatal であることが多く，ドレナージしたからといって救命できる保証はないが．

いずれにせよ治療介入までのスピードが最も大切な要素であり，迅速に診断することが望まれる．

内因性の緊張性気胸は比較的珍しいと思う（外傷では散見する）が，常にショックの診療に当たる時は頭に置いておくこと．

# MEMO ～ショック～

医師免許を持つものは等しくショックへの対応ができないといけない．ショックへの対応とはすなわち，目の前にいる患者がショックであると認識することと，ショックの鑑別，速やかな治療介入である．

### ① ショックの認識

ショックと認識するのに必要なものは見た目と vital signs である．血圧は低ければ"よりショックらしい"サインにはなるが，絶対ではない．血圧が仮に低くても本人が元気なら，ショックとは言い難い．見た目と vital signs のポイントを挙げておく．

▶ 皮膚

非常に重要．何も皮疹を診断しろというわけではない．必要な check 項目は実に少ない．

まず初療台に乗せる段階でわかる，冷汗，顔面蒼白の有無．これだけでも重症度が伝わってくる．次に網状皮斑（livedo）の存在と，CRT（毛細血管再充満時間，capillary refill time）がある．

CRTが2秒を超えてくればかなり怪しいし，livedoがあればもうショックとして対応する．

鑑別に繋がるところでは，触れてみて暖かいかどうか，つまりwarm shockかどうか．さらに皮膚の乾燥の有無（腋窩がわかりやすい），蕁麻疹を確認する．前者はhypovolemiaを，後者はアナフィラキシーを示唆する．

### ▶ 意識レベル

ショック患者やnear CPAでは不穏が高頻度に認められる．悪態をついていて，それがショックのサインということもある．また，不穏でなくとも意識レベルの低下や痙攣が見られることもある．

これらは脳血流の低下を示唆する所見であるので，すぐに頭部CTなどと考えてはいけない．頭蓋内病変よりもショックの方が事を急ぐ病態である．

### ▶ 血圧

当然重要なマーカーではあるのだが，これだけでショックとは言えない．他の所見と併せて考える必要がある．むしろ治療効果のマーカーとして非常に有用である．

### ▶ 呼吸数

最も重要なマーカー．ショックの患者ではほぼ頻呼吸となる．呼吸原性ではなさそうなのに頻呼吸な症例を見れば，背後に著明な代謝性アシドーシスが隠れていると認識すべきである．

### ② ショックの鑑別と治療介入

ご存知と思うが，ショックは4つに分類される．

- 循環血液量減少性ショック（hypovolemic shock）
    → 種々の出血する病態，高度脱水
- 血液分布異常性ショック（distributive shock）
    → 敗血症性ショック，アナフィラキシーショック，神経原性ショック

・心原性ショック（cardiogenic shock）
　→急性心筋梗塞，心筋炎，不整脈など
・閉塞性ショック（obstructive shock）
　→緊張性気胸，心タンポナーデ，急性肺血栓塞栓症

すぐにできる検査と診察で，速やかに鑑別を進めつつ，同時に初期治療介入を行う 表19-1．落ち着けば原因検索，根本治療へと移行する．

表19-1 治療介入

| 分類 | 初期対応 | 次の対応 |
|---|---|---|
| hypovolemic shock | 輸液，輸血 | CT，止血，内視鏡 |
| distributive shock | 輸液，カテコラミン | 抗菌薬，CTなど |
| cardiogenic shock | 輸液，カテコラミン，除細動，ECMO，IABP | 不整脈薬，血行再建など |
| obstructive shock | 閉塞解除（胸腔穿刺，心嚢穿刺） | CT |

### ③ 実際の初期対応

まず，見た目とvital signsからアナフィラキシーショックを除外する．末梢が暖かければ敗血症性ショックを想定するが，実際はそんなに暖かくないことも多い．

身体所見の中では，頸静脈怒張の有無が鑑別に有用である．頸静脈が怒張するのは閉塞性ショックと心原性ショックであり，特に前者では著明である．

次に末梢静脈路を確保し，細胞外液を全開投与する．心原性ショックであったとしてもひとまずは構わない．この際，できればA lineも確保しておきたい．

同時にエコーを行い，鑑別に迫る．ここで大事なことはまず閉塞性ショックの除外である．

肺エコーを行い気胸の有無（聴診も組み合わせる），心エコーで心タンポナーデと右心負荷の有無を検索する．緊張性気胸や心タンポナーデであれば，速やかに穿刺の準備を行い，閉塞を解除する．その後で造影CTへと進む．

右心負荷があれば急性肺血栓塞栓症を想定する．ABC が安定していれば造影 CT で診断を確定し，治療を開始する．

またこの段階で心機能も評価しておく．大雑把で構わないが，局所の壁運動異常の検索まで行えるとなおよい．

閉塞性ショックが否定されたら，さらにエコーで鑑別を進める．

腹部エコーで下大静脈径を測定し，血管内脱水の有無を確かめる．

hypovolemic shock と診断すれば，エコーで左右の血胸の有無と腹腔内出血の有無を検索する．また消化管出血の有無も身体所見から検索する．

出血があれば輸血をオーダーしつつ（Hb が保たれていても）造影 CT へと進むか，内視鏡をオーダーする．

敗血症性ショックでは末梢血管が開いていると同時にかなりの脱水を伴うことも多いので，大量輸液を行いつつ，ノルアドレナリンを投与し血圧の安定を図る．血液ガス所見にもよるが，CHDF を要することも多いので，透析用ブラッドアクセスカテーテルも場合によっては挿入しておく．感染源の特定のため CT を撮影し，各種培養も採取しておく．

心電図，心エコーから心原性ショックが疑わしければ，速やかに治療介入を行わないといけない．

不整脈であればその解除のための cardioversion は躊躇わない．また左室収縮能の低下があればドブタミンはじめカテコラミンの投与を開始する．

それでも循環維持が困難なようであれば IABP も使用する．急性心筋梗塞であれば速やかに PCI の準備を進める．

以上を短期間の間に行わないといけない．

実際は患者個々で様々な表現形を来しうる．よくわからないショックというものも世の中には存在するのも事実である．

結局は ABC の安定を図りつつ鑑別を進め，速やかな根本治療開始を心がけることしかない．考えながら行動することを意識してほしい．

# 第7章 ショック

## 症例20 ▶ 50歳代男性の胸痛

**-8 min　02:55　入電**

### ■ 病院前情報

拡張型心筋症の診断で近医通院中，ADLの自立した男性．02:00頃に息苦しさと胸部圧迫感が出現し，自ら救急要請．

### 救急隊接触時 vital signs

意識：JCS 10，瞳孔：4 mm/4 mm 対光反射は両側鈍い
心拍数：150 bpm・不整，血圧：184/120 mmHg，呼吸数：24/分
$SpO_2$：81%（リザーバーマスク 10 L/分），体温：36.1℃

### ■ 心構えと準備

どのように診断したかは不明だが，拡張型心筋症であるらしい方の呼吸困難，情報からは心房細動と思われ，血圧は高値で負荷がかかっているよう．印象としてはいわゆるCS1の心不全である．

胸部圧迫感の解釈はどうだろう．虚血である可能性はもちろん否定できないが，胸痛や圧迫感という訴えは，頻脈でも呼吸困難でも生じうる．決めつけはよくないので，心エコー，心電図を見て総合的に判断する．

意識レベルはギリギリ保たれていそうなので，NPPVで何とか切り抜けたいところ．できれば気管挿管は避けたいが準備はしておく．A lineも挿入した方が無難であろう．

**0 min　03:03　初療室入室**

### ■ 初療

### 到着時 vital signs

意識：JCS 3，GCS E4V2M5
瞳孔：4 mm/4 mm 対光反射は両側鈍い
心拍数：152 bpm・不整，血圧：151/89 mmHg，呼吸数：42/分
$SpO_2$：79%（リザーバーマスク 10 L/分），体温：35.9℃

網状皮斑を認める．

呼吸困難が強く，会話不可．指示動作は入らない．不穏である．

下腿に浮腫を認める．

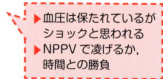
▶ 血圧は保たれているがショックと思われる
▶ NPPV で凌げるか，時間との勝負

💡 血圧はむしろ高めであるが，皮膚所見や意識レベルからはショックである．

💡 病歴からは心原性ショックを想定するが，エコーで鑑別を行う．

💡 治療介入が遅れれば呼吸不全から CPA に至ると思われ，気管挿管が濃厚．負荷をとり NPPV で圧をかければ乗り切れるかもしれないが，意識レベルのさらなる低下や自発呼吸が弱まればすぐに諦める．

💡 鎮静鎮痛薬は使用したいところだが，循環虚脱の危険性が高い．

**5 min 03:08**

心エコー，A line 確保．

左室は全体に壁が薄く拡張し，収縮はびまん性に高度低下．中等度の僧帽弁閉鎖不全を認め，左房径も拡大していた．心囊液や右心負荷は認めなかった．

右橈骨動脈より A line を確保した．

**7 min 03:10**

反応が鈍くなり，$SpO_2$ も 50%ほどに低下したため，気管挿管を行った．PEEP 10，$FiO_2$ 1.0 で人工呼吸管理とした．$SpO_2$ は徐々に上昇し，90%台となった．

### 👉ポイント NPPV か挿管か

NPPV の登場で挿管の頻度は激減した．気管挿管は侵襲的であり，できれば避けたいところであるが，意識レベルが悪い症例や，自発呼吸が心許ない時などは迷わず挿管に切り替える．もたもたして結局気管挿管，というパターンはいただけない．

**初期検査**

▶ **動脈血液ガス検査**（リザーバーマスク 10 L/分，入室直後）
pH 7.024，$pCO_2$ 87.8 Torr，$pO_2$ 75.2 Torr
$HCO_3$ 21.8 mmol/L，Lac 6.5 mmol/L
Hb 15.2 g/dL，Na 141 mmol/L，K 3.5 mmol/L，Cl 105 mmol/L
Glu 335 mg/dL，Cre 1.08 mg/dL

▶ **12 誘導心電図**
HR 130 bpm，心房細動．
広範に軽度の ST 低下あり．

▶ **胸部レントゲン**（ポータブル）
両側胸水と肺水腫の所見を認めた．

負荷が取れた影響か，血圧は 60/40 mmHg ほどと低値となった．$SpO_2$ は 92%（呼吸器設定はそのまま）であった．

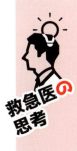

- 💡 心原性ショック＋肺水腫の診断．エコーからは確かに拡張型心筋症のように見えた．コントロールがうまくいっていなかった可能性があり，volume は過多であったと推測される．

- 💡 心電図の ST 低下は頻脈の影響が強いと思われた．ST 上昇ではなく，緊急での心臓カテーテル検査は見送る．

- 💡 血圧はかなり低値となったが，これが本来の値であり，搬送時はかなりの内因性カテコラミンが分泌されていたと推測される．

- 💡 頻脈性心房細動の存在はいつからか不明であるが，循環，血圧にはマイナスに働いている．慢性かもしれないが，除細動は試してみる価値あり．除細動が叶わなかったら HR コントロールを行う．

フロセミド 20 mg 静注．

右内頸静脈より中心静脈カテーテルを挿入し，ノルアドレナリン，ドブタミンの持続点滴を開始した．

症例 20 ▶ 50 歳代男性の胸痛

**27 min** | **03:30**

除細動施行．
やはり血圧が維持できず，電気的除細動を行ったところ，洞調律に復帰した．
血圧は 100/50 mmHg ほどに上昇．

> **ポイント atrial kick**
>
> 低心機能の症例では，心房収縮（atrial kick）がないだけで心拍出量が保てないことがある．血圧が維持できなければ除細動は考慮しないといけない．
> もちろん脈が速いこと自体が心拍出量にはマイナスに働くので，HR コントロールを行うのも一手ではある．ただ血圧があまりに低いと薬剤は使用しづらい．

**35 min** | **03:38**

ICU 入室．

### ■ 入院後経過

洞調律に戻った後の 12 誘導心電図では，ST 変化は消失していたので，やはり虚血は積極的には疑わず，心筋逸脱酵素の採血 follow のみ行ったが，上昇はなかった．

入院後の洞調律の維持のため，アミオダロンの急速飽和を行い，電解質の管理を徹底した．

利尿は今ひとつであり，フロセミドの持続静注としたところ利尿が得られた．呼吸状態は速やかに改善し，day 3 に抜管とした．フロセミド，ドブタミンは徐々に減量したが，循環動態は落ち着いていた．

利尿剤などの慢性心不全管理の薬剤を調整し，day 10 に自宅退院となった．

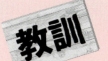

まず,血圧が保たれていてもショックであるという認識を持ってほしい.

仮に高用量のカテコラミン持続点滴を使用し,何とか血圧が保たれている症例があれば,それはショックでないと言えるのか.もちろん no であることは明白であり,それが内因性のカテコラミンに変わっただけのことである.すなわち本症例はショックであり,迅速な対応が求められる.

心不全治療の肝は病態の把握にある.volume の評価,心機能の評価を行い,各々に対して適切に介入していく.

一度好転すればみるみるよくなっていくことが多いが,利尿がつくまでは様々な治療オプションを持って臨まないといけない.例えば本症例の場合,利尿が得られなければ最終的に IABP を導入すべきだし,実際そこまで考慮していた.除細動を行わずに HR コントロールを選択していたとしても,cardioversion という次の選択肢を持っておくべきである(停止する保証はないが).

心不全は救急の現場では非常に common な疾患であるから,利尿剤投与して終了,ではなく,病態に応じた適切な対応を学んでおいてほしい.

# 第7章 ショック

## 症例21 ▶ 80歳代女性の意識障害

**-7 min　09:05　入電**

### ■ 病院前情報

　超高齢であるが特記すべき既往症のない80歳代女性．ADLは自立している．同居の息子が08:30頃に台所に行ったところ，腹臥位で倒れている傷病者を発見し，救急要請となった．

### 救急隊接触時 vital signs

意識：JCS 100，瞳孔：3 mm/3 mm 対光反射は両側鈍い
心拍数：106 bpm・整，血圧：70/42 mmHg，呼吸数：28/分
SpO$_2$：89%（室内気）→99%（リザーバーマスク10 L/分）
体温：36.3℃

### ■ 心構えと準備

　ショックバイタルの意識障害．ショックの影響で意識障害を呈しているのか，意識障害を起こす何らかの病態が隠れているのか．
　頭蓋内疾患であれば血圧は高くあってほしいところだが，ショックバイタルである．高度な脳の腫脹が存在するとすれば血圧が低くても納得だが，JCS 100とはならないであろう．いずれにせよ結局はCTを撮影するので，頭蓋内疾患はその時に検索する．

　血圧のモニタリングのため，A lineをまず確保する．酸素化は保たれていそうだが，高度な意識障害であるので，気管挿管の準備もしておく．
　急速輸液を行い，循環作動薬を準備しつつエコーで速やかに病態を把握する．

**0 min　09:12　初療室入室**

### ■ 初療

### 到着時 vital signs

意識：JCS 100，GCS E1V1M5
瞳孔：3 mm/3 mm 対光反射は両側鈍い

心拍数：120 bpm・整，血圧：65/40 mmHg，呼吸数：24/分
SpO₂：86％（リザーバーマスク 10 L/分），体温：測定不能

皮膚の色調は不良で冷たい．
頸静脈は怒張している．
橈骨動脈の触知は不良．

▶ warm shock ではなく，閉塞性ショックか心原性ショックを想定
▶ 鼠径からシースを確保する

3 min　09：15
右大腿動脈よりシースを挿入．
血圧は 60/45 mmHg ほどだが変動が激しい，奇脈であった．
胸部聴診は呼吸音に左右差なし．

▶ 心タンポナーデが最も疑わしい

4 min　09：16
並行して心エコー．
心囊液の貯留あり，十分穿刺できそうな量であった．

### ポイント　心タンポナーデと診断したら

何よりも速やかなドレナージを優先する．心囊穿刺がうまくいかない時は，穿刺に固執せず，外科的な開窓術も頭に置いておく．

8 min　09：20
心窩部から心囊穿刺を施行し，ドレナージチューブを挿入．血性の排液が得られ，血圧は上昇した．

### ポイント　心囊ドレナージ後

緊急での心囊ドレナージ後は，血圧が上がり過ぎないように注意する．ショックの原因を解除しているので，穿刺前よりも循環が有利なのは明らか．低めの血圧を許容する精神を持つこと．

### 初期検査

▶ **動脈血液ガス検査**（リザーバーマスク 10 L/分，入室直後）
pH 7.485，pCO₂ 25.7 Torr，pO₂ 257.0 Torr
HCO₃ 19.2 mmol/L，Lac 3.4 mmol/L

Hb 11.1 g/dL，Na 131 mmol/L，K 3.7 mmol/L，Cl 109 mmol/L
Glu 287 mg/dL，Cre 0.87 mg/dL

▶ 心エコー（心嚢ドレナージ後）

心収縮能は軽度低下し，後壁と側壁で特に低下している．

有意なレベルの弁膜症はなし．

IVC はやや拡張．

▶ 12 誘導心電図

HR 119 bpm，洞調律．

Ⅰ，aVL，V4-6 で ST 上昇，異常 Q 波あり．

V1-2 で ST の低下あり．

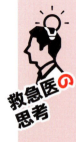

- 血液ガスは意外にも落ち着いていた．
- 心エコーと心電図からは後側壁の心筋梗塞が示唆された．
- 心筋梗塞に合併した心タンポナーデ．心筋梗塞の発症がいつかはわからないが，恐らくは左室自由壁破裂を起こしており，時間が経っているのかもしれない．
- 外科的な修復を要するかどうか，心臓血管外科と協議を行う．
- 意識障害は残存しており，気管挿管後に CT 撮影を行う．

**16 min　09:28**
心臓血管外科へ連絡．

**18 min　09:30**
少量のフェンタニルとミダゾラムを使用し，気管挿管を施行．血圧の変動がないように努めた．

**24 min　09:36**
CT 検査へ．
頭蓋内には年齢相応の萎縮の所見のみ．
　左室後壁と側壁は造影不良があり，後壁側は薄く，そこから造影剤の血管外漏出像を認めた．大動脈解離は認めなかった　図21-1．

　息子に聞いたところ，数日前から腹痛と倦怠感を訴えていたとのことであった．

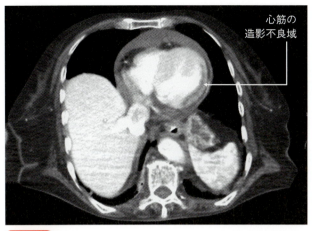

図 21-1

- 急性心筋梗塞とは言い難い経過であり，恐らく数日前に心筋梗塞を発症している．
- 造影 CT の画像は派手であり，保存的加療では厳しいと思われる．
- 手術前提で準備を進めた方がよさそうである．

33 min  09:45
心臓血管外科と相談し，左室自由壁破裂に対してパッチ被覆術を行う方針となった．

35 min  09:47
冠動脈造影へ．
手術までの間に，鼠径部のシースより冠動脈造影を施行（A line は橈骨動脈に取り直した）．左冠動脈回旋枝の完全閉塞を認め 図 21-2，診断を確定した．

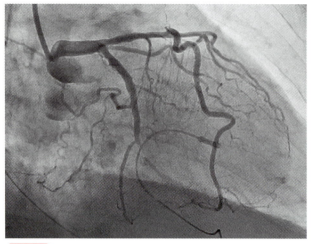

図 21-2

**60 min / 10:12** 　右内頸静脈より Swan-Ganz カテーテル挿入．循環のモニターと中心静脈路を確保した．

**68 min / 10:20** 　手術室へ．
　胸骨正中切開で開胸したところ，心囊内に血腫が貯留しており，回旋枝領域の末梢側が壊死している所見であった．同部位より出血を認めたので，心膜パッチで被覆した．

### ■ 入院後経過

　入院後，なかなか心機能が立ち上がらず，高用量のカテコラミンを使用し何とか循環を保った．ドレーンの排液も多めで経過したが，それも徐々に減少し，day 5 にドレーンを全て抜去した．
　一時呼吸状態が悪化し，肺炎も併発したが，day 10 に抜管できた．食事も再開し，徐々に離床を進めたが，超高齢でもありなかなか思うようには進まなかった．
　それでも何とか歩行できるまでに改善し，day 32 にリハビリ目的で転院となった．

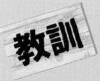
**教訓**

心タンポナーデによる閉塞性ショックの症例であった．閉塞性ショックはどれも疑えば簡単に診断できる．繰り返しになるが，まずは全体の印象と皮膚所見，そしてエコーを行い鑑別する．これは必ずできるようにしておかなければいけない．

当然だが，タンポナーデの解除を行った後，その原因に対する介入までできて初めて救命可能となる．内因性疾患の場合はやはり大動脈解離と心筋梗塞後心破裂が代表的であり，かつ迅速な治療介入を要する．急性心外膜炎や悪性腫瘍などでも心タンポナーデは起こりうるが，心囊内に急速に液体が供給される状況が最も fatal なのは言うまでもない．

本症例のように時間のロスなく診断し，次の治療介入に頭を使わないと結局は救命できない．そんなに数多く経験できる症例でもないが，肝に銘じておいてほしい．

## 第7章のポイント

迅速にショックの原因を探り，遅滞なく治療を開始することが肝要である．CPA にならないように最大限の注意を払うべきであり，時に etiology がわからなくても治療介入しなくてはいけないケースもしばしばである．

心原性ショック以外は，基本的に治療介入は簡単なものばかりである（輸液，カテコラミン，閉塞の解除，など）．そのためひとまず急速輸液を行い，カテコラミンを投与するのは間違ってはいない．その反応を見ることは診断ツールの1つでもある．

さて，ショックの鑑別は，病歴，見た目，エコーでだいたいわかることを学んだ．エコーに関して，何も細かい計測が求められるわけではない．心機能の大雑把な評価，右心負荷の有無，著明な弁膜症の有無，心タンポナーデ，などがわかれば概ね事足りる．さらに肺エコーで気胸の有無がわかれば初療医としては十分である．

第 8 章

# ECPR

BLS はもちろん，ACLS や ICLS は医師ならば身につけておくべきである．心停止症例に出会った場合，適切な蘇生処置を行いながら，できれば心停止に至った原因まで考えるようにしたい．

心肺停止症例の予後は良好とは言い難いが，いわゆる shockable rhythm の場合，心タンポナーデなどの閉塞性ショックで解除可能な場合は救命できる可能性がある．

そういった場合はできる限り多くの人を巻き込み（多すぎても問題だが），VA ECMO までを含めた蘇生を考慮する．

施設によって基準は様々であるが，当院では院外心停止でも蘇生の可能性が比較的高いものについては積極的に導入を行っている．

今までの章とは異なり，皆さんの施設でそのまま適応できる話ではないかもしれないが，参考までに読んでいただけたら幸いである．

## ＜実際の症例へ進む前に＞

　ECPR（extracorporeal cardiopulmonary resuscitation）とは，VA ECMOを用いた心肺蘇生である．まず対象となるのは，心臓や脳の回復が見込まれる症例である．一般にVFやpulseless VTの方がPEAやasystoleよりも予後がよいことが知られており，前二者に陥るようなもの，すなわち循環器領域がそのほとんどとなる．また，脳の回復が見込まれる症例であるべきなので，CPAの瞬間の目撃があり，かつ到着までにそう時間がかからないことも重要な条件である．
　施設によって様々な基準があると思われる．当院では以下の基準を満たす院外心停止症例ではECPRを考慮することにしている．

- 目撃があり，覚知（119 callの時間）から30分以内での到着が見込まれる
- 65歳以下，あるいはそう推測される
- 初期波形がVFまたはVT

　背景も重要である．悪性腫瘍など不可逆な慢性疾患，普段のADLなども考慮する．また，先行する胸痛など，循環器疾患を強く示唆するものがあればより強く考慮する．
　つまりcase by caseの要素が強いのであるが，やると決めたらとことんやるしかない．VA ECMOを確立した後に追加情報が判明し，適応が微妙であったことが判明することもある．そういう時は苦い思いもするが，ECPRでなければ救えない命があることも事実．

　また，当院の初療室はhybrid ERという，初療台にIVR-CTシステムを導入した設備となっている．患者は初療台に乗りながら移動することなくCTの撮影が可能で，またTAEやPCIなど，透視を使用する治療も移動することなくそのまま行うことができる．これによりCTが死のトンネルではなくなる可能性がある，画期的な設備である．
　皆さんの施設にはないかもしれないが，ここまでの章で扱ったものは通常の初療室を想定しているので，そこは強調しておきたい．

# 第8章 ECPR

## 症例22 ▶ 50歳代男性の院外心停止

**−11 min　20:58　入電**

### ■ 病院前情報

覚知 20:44．

17:00頃から会社の同僚と飲酒していた．20:40，同僚の運転するワンボックスカーの後部座席に乗っていたところ，急に反応がなくなり，いびき様の呼吸となった．同僚が車を停めて救急要請．その後呼吸が停止し，同僚により bystander CPR が開始となった．

#### 救急隊接触時 vital signs

意識：JCS 300，瞳孔：3 mm/3 mm 対光反射は両側消失
CPA，モニター初期波形 VF
体温：35.7℃

電気的除細動が計3回行われ，その後 PEA であるとのことだった．
10分以内には到着できる見込みとのこと．

### ■ 心構えと準備

初期波形 VF の目撃あり院外心停止症例．覚知から30分以内の到着が見込まれ，年齢も推定50歳代とのこと．ECPR を行うこととした．

到着までのわずかな時間で準備を整えないといけない．

気管挿管の準備と ECMO 本体のプライミング，カニュレーション用の物品を清潔台に展開し，到着を待つ．末梢静脈路確保後に投与する薬剤として，アドレナリンとアミオダロンも用意しておく．

次に到着後の初動であるが，まずは気道．ECPR と並行して気管挿管を行うが，バッグバルブマスクで換気できていれば挿管は最後でも構わない．胸骨圧迫は絶え間なく行えるように人員を配置する．

服を裁断し，モニターを装着し，ECMO のカニュレーションを行う鼠径部の消毒を行う．

## 症例 22 ▶ 50歳代男性の院外心停止

**0 min　21:09　初療室入室**

■ 初療

入室時 CPA，モニター VF であった．
すぐに ACLS を開始．

### 到着時 vital signs

意識：JCS 300
GCS E1V1M1
瞳孔：3 mm/3 mm
対光反射は両側鈍い
体温：35.7℃

▶ ACLS と並行して速やかに VA ECMO のカニュレーションを行う
▶ 心エコーを当て，すぐに解除可能なものを除外する

### ポイント　ECMO カニュレーション

　素早く，かつ安全にカニュレーションを行う．出血や血管損傷など，合併症はどれも fatal になりうるものばかりである．
　当院では cut down ではなく，経皮的に puncture で行う．エコーガイドかつ透視下で行うことで安全を担保する．
　カニュレーション時も絶え間ない胸骨圧迫を忘れず，かつ必要な薬剤は遅滞なく投与する．自動で胸骨圧迫を行ってくれる機械があればなおよい（人員の面で）．

**1 min　21:10**

初期波形 VF であり，電気的除細動を施行．
右鼠径部より VA ECMO カニュレーションを開始．

**3 min　21:12**

モニター PEA に．
アドレナリン 1 mg を静注．

**4 min　21:13**

心エコー施行．
心嚢液の貯留はなし．
大動脈基部の拡大は観察範囲ではなし．

▶ 大動脈解離や心タンポナーデではなさそう
▶ VF の原因は？

| 5 min | 21:14 | モニター再びVFに．<br>電気的除細動を施行．アミオダロン300 mg静注． |

| 6 min | 21:15 | 気管挿管． |

| 7 min | 21:16 | カニュレーション完了． |

| 8 min | 21:17 | VA ECMO駆動．<br>入室から8分，心停止から推定37分であった．駆動直後より低体温療法を導入した． |

| 10 min | 21:19 | VA ECMO開始後にVFが停止したので，12誘導心電図施行．<br>Ⅱ Ⅲ aVF誘導でST上昇を認めた． |

- ここまでは時間のロスなく初療が進んでいる．
- VFの原因として，下壁の急性心筋梗塞が疑われる．スピードを緩めず，原因に対する治療介入へと進む．
- primary PCIが必要であり，準備を進める．その間に右橈骨からA lineを確保し，血圧をモニタリングする．

| 12 min | 21:21 | 心カテの準備開始． |

| 13 min | 21:22 | 再びVFに変化したので，電気的除細動を施行し，organized rhythmへ． |

| 14 min | 21:23 | 右橈骨動脈よりA lineを確保．<br>ECMO血流量3.5 L/分で平均動脈血圧110 mmHgほどであった． |

## 症例22 ▶ 50歳代男性の院外心停止

### 初期検査

▶ **動脈血液ガス検査**（ECMO開始直後）

pH 6.969，pCO$_2$ 50.4 Torr，pO$_2$ 466.0 Torr
HCO$_3$ 11.0 mmol/L，Lac 13.9 mmol/L
Hb 12.1 g/dL，Na 138 mmol/L，K 2.7 mmol/L，Cl 106 mmol/L
Glu 367 mg/dL，Cre 1.31 mg/dL

> 💡 脳保護の観点から，CO$_2$ は適切な値を保つ必要がある．VA ECMO管理下においてはECMOのsweep gasの流量に依存するので，CO$_2$ の値を経時的に観察し，gasの流量を調節する．
>
> 💡 酸素化は十分すぎるので，ECMOのgasのFiO$_2$ はもっと下げる．
>
> 💡 Kはアシデミア環境でも低めであり，不整脈予防の観点からKの補充は行っておく方が無難であろう．

**18 min | 21:27**

心カテへ．
　左鼠径部より7Fr. シースを挿入し，冠動脈造影を行った．右冠動脈 #3 の完全閉塞を認め，同部位が責任病変と判断し，PCIへ移行した．
　血栓吸引で赤色血栓が回収され，病変部にステントを留置し終了 図22-1 ．
　入室から再灌流まで，door to balloon timeは33分であった．

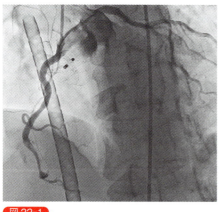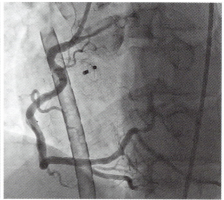

図22-1

| | | |
|---|---|---|
| 61 min | 22:10 | 左鼠径部に挿入済みのシースよりIABPを挿入し，駆動． |
| 66 min | 22:15 | 右浅大腿動脈にシースを挿入し，送血管と連結．下肢送血を開始した． |
| 69 min | 22:18 | 入院後の循環モニタリングのため，右内頸静脈よりSwan-Ganzカテーテルを挿入した． |
| 74 min | 22:23 | CT検査へ．<br>頭蓋内には病変なし．蘇生後脳症の所見も明らかなものは認めなかった．<br>胸腹部造影CTでカニューレの適切な位置と，出血合併症がないことを確認した． |
| 91 min | 22:40 | ICU入室． |

## ■ 入院後経過

　入院後，蘇生後脳症への治療として，34℃の低体温療法を開始し，24時間継続した後で12時間かけて復温を行った．また持続脳波モニタリングを開始し，経時的に活動電位の上昇を認めた．

　循環動態は入院後数時間で脈圧10 mmHg程度まで落ち込んだが復温の頃にはかなり改善し，ECMOの血流量も漸減することができた．

　day 3にECMOを離脱し，day 5にIABPも離脱することができた．同時期に炎症反応の上昇と発熱があり，人工呼吸器関連肺炎，カテーテル関連血流感染が疑われたため抗菌薬を使用し，軽快した．

　意識レベルは完全には清明とならなかったため，長期の気道管理の必要性からday 7に気管切開術を行った．day 10に人工呼吸器を離脱し，day 12に一般病棟へ転棟となった．

　その後はリハビリを継続し，意識レベルの改善を待った．しかしながら疎通は何とか取れるものの離床は困難で，嚥下も不可能な状態から脱却できなかった．

　day 32にリハビリ目的に転院となった．

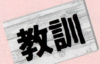

急性心筋梗塞による院外心停止症例であった．神経学的予後の面で若干残念な結果となったが，これ以上多くは望めない．

かなりスピード感のある初療であったが，慣れればこのくらいが平均的となる．ECPRの肝は適切な人員配置を行うことと，少しの経験である．数例でも症例に当たれば，ほとんどやることは同じであることにすぐ気付くと思う．

ACLSを行いつつ，気管挿管，心エコー，カニュレーションを同時並行で開始．ECMOが回ったら原因検索と治療を行い，ECMO管理を行う人間は適切な血流量とsweep gasの調整を行う．ICUへ上がる前に下肢送血用のシースを挿入し，必要に応じてIABP（ほとんどの場合必要），Swan-Ganzカテーテルを挿入する．また，移動には細心の注意を払う（この点でhybrid ERは非常に有益）．

「言うのは簡単だけど…」と言う人もいるかと思うが，慣れれば難解な手技よりはずっと簡単なことは，強調しておきたい．むしろ実力が問われるのはトラブルシューティングである．特に出血合併症はできる限り避けたいので，ある程度は急ぎながらもできる限り安全に行えるよう努めるべきである．

# MEMO ～VA ECMO～

もともとはPCPS（percutaneous cardiopulmonary support）と呼ばれていたものであるが，現在ではVA ECMOと呼ばれて久しい．遠心ポンプと膜型人工肺を用いて流量補助と酸素付与を行うデバイス．一般には大腿動静脈から脱血管と送血管を挿入し，回路に接続することが多い．

### ① 回路のプライミング

機器ごとに若干の違いがあり，自施設のものに精通しておく必要がある．臨床工学技士が行う施設が多いと思うが，当院ではスタッフのほとんどが自力で素早くプライミングが行えるように訓練している．

病院前情報でECPRを行うと決めたのならば，到着までにプライミングは済ませておかないといけない．

また，回路が回ったらヘパリンの投与が必要となるが，当院では回路のプライミングにヘパリン加生食を用いている．

## ② カニュレーション

当院では経皮的に穿刺でカニュレーションを行っている．ECPRにおいては胸骨圧迫をしている中での穿刺となるので，多少のトレーニングは必要．

穿刺部トラブルは最もポピュラーで後々大変な出血合併症を引き起こすことがあるので，できる限り安全に行わないといけない．

そのため必ずエコーガイドで行い，穿刺部が遠位にならないよう注意している．また，穿刺が成功し，ガイドワイヤーを挿入したならば必ず先端の位置を確認する．エコーでも構わないが，透視が使えると安全性でもスピードの面でもかなり有利である．

次にガイドワイヤー越しにダイレーターを順に挿入し穴を広げ，カニューレを挿入する．ここで問題となるのは血管外への迷入である．ガイドワイヤー越しでも起こることがあるので，少しでも変な手応えを感じたら手技を中止する．

迷入防止のためには，ある程度ガイドワイヤーが硬い方が有利なので，当院では備え付けではないワイヤーを使用している．

脱血管送血管を挿入したらクランプし，接続へと進む．

## ③ 接続

回路の先端を清潔のまま受け取り，カニューレと接続する．ここでのポイントは回路のエア抜きである．接続部のやや中枢側にある側管の三方活栓からエア抜きを行ったのならば回路を回す．

回転数を徐々に上げていき，血流量をモニタリングする．目標血流量（3〜4 L/分）に達し，送血管の色が赤く変わっていることを確認する．色が変わっていなければ酸素投与を開始し忘れていることを表している．

VA ECMO開始直後は血流量が保てないことがある．可能であれば回路

内圧をモニターし，迅速に原因を判断し，対処する．hypovolemia が原因で，プライミングルートからの急速輸液を要することも多いが，人工肺や送血管側の問題であることもある．

### ④ ECMO 管理下の標準装備

　心拍出量が低下している病態に挿入することが多いので，IABP はほとんどのケースで必要となる．必要のないケースは気道関連の心停止か，肺血栓塞栓症程度である．

　カニュレーション側の下肢虚血は重大な合併症であり，救命できても下肢切断となっては何とも後味が悪い．予防のために下肢送血用のシースを浅大腿動脈に順行性に挿入し，送血管と接続することで ECMO から下肢へ直接送血を行う．これにより下肢虚血はかなり予防できる．

　また，循環のモニタリングのために Swan-Ganz カテーテルは挿入した方が無難である．

　当院ではほとんどのケースにおいて，これらを挿入した後で ICU へ移動している．

### ⑤ 入院後の管理

　適切な鎮静を行い，回路の維持のため抗凝固を行う．そして頻繁に ACT を測定し，抗凝固薬の投与量を調整する．

　脱血圧，人工肺前後の圧のモニターも重要である．これにより脱血不良や人工肺の寿命を評価できる．寿命を長持ちさせるため，適宜 sweep gas をフラッシュすることも忘れてはいけない．

　その他，血小板減少（膜で消費されてしまう）や回路内溶血（血尿が出る）を来すこともあるので，適宜輸血や血液製剤の投与も行わないといけない．

　回したら終わり，ではなく，管理こそが一番大変かもしれない．

# 第8章 ECPR

## 症例23 ▶ 40歳代女性の胸痛，ショック

**19:32 入電** (-9 min)

### ■ 病院前情報

覚知 19:06.

特に既往症のない女性．3日前より38℃程度の発熱があり，近医で処方を受けていた．19:00頃自宅で夕食の調理中，ふらつきがあったため，休んでいた．その後胸痛が出現したため夫が救急要請．

#### 救急隊接触時 vital signs

意識：JCS 1，瞳孔：3.5 mm/3.5 mm 対光反射は両側迅速
心拍数：168 bpm・整，血圧：80/- mmHg，呼吸数：24/分
$SpO_2$：82％（室内気）→83％（リザーバーマスク 10 L）
体温：36.4℃

モニター波形は VT とのこと．

### ■ 心構えと準備

いわゆる脈あり VT の症例．既往もなく，突発性の VT なのか，それとも隠れた基礎の心疾患が存在するのか．先行する発熱の意味するところは不明であるが，何らかの関連はあると考えた方がよいだろう．

血圧は何とか保たれているが，collapse するかもしれないので，アミオダロンなどの抗不整脈薬と除細動の準備をしておく．急変しても対応できるよう気管挿管の準備も怠らない．

到着したらすぐに薬剤投与できるよう，末梢静脈路を速やかに確保し，A line も確保しておく．並行して心エコーを行い，12誘導心電図を撮影し，不整脈の診断と同時に除細動を考慮する．

## 症例 23 ▶ 40 歳代女性の胸痛, ショック

**■ 初療**

**0 min　19:41　初療室入室**

**到着時 vital signs**
意識：JCS 1, GCS E4V5M6
瞳孔：3.0 mm/3.0 mm 対光反射は両側迅速
心拍数：150 bpm, 血圧：72/40 mmHg, 呼吸数：20/分
SpO₂：100%（リザーバーマスク 10 L）, 体温：36.0℃

モニター波形は VT のよう.
冷汗著明.

> ▶ 血圧はかなり低値であり, 迅速な介入を要する
> ▶ A line は鼠径の方がよさそうだ, 静脈もシースを確保しておく
> ▶ 酸素化は保たれている模様

**3 min　19:44**
12 誘導心電図施行.
やはり VT であった.

**4 min　19:45**
右鼠径部より動静脈にシースを確保. 血圧は 65/40 mmHg 程度.

**5 min　19:46**
心エコー施行.
心収縮能はびまん性に高度低下.
心筋壁は浮腫状に見えた.

> ▶ 心筋炎？
> ▶ まずは不整脈の停止を

**7 min　19:48**
アミオダロン急速飽和を開始.

**8 min　19:49**
希釈ノルアドレナリンで血圧を上昇させ, 軽度鎮静下に電気的除細動を試みるが停止せず.

**14 min　19:55**
血圧は 50/30 mmHg ほどに低下.

💡 今にも止まりそうな vital signs になってきた.

💡 粘って除細動することは得策ではないし, 不整脈が停止する保証もない.

💡 心筋炎による near CPA なら CPR での蘇生は難しい. 血圧を何とか保ちつつ, VA ECMO 導入の方針とする.

| 15 min | 19:56 | VA ECMO の準備を開始.
ECMO 本体のプライミング，カニュレーションの準備を開始した．希釈ノルアドレナリンを適宜投与しつつ血圧を保つよう努めた． |

| 20 min | 20:01 | すでに挿入していたシースから，ECMO カニュレーション開始． |

| 23 min | 20:04 | 血圧低下に薬剤投与が追いつかず，意識レベル低下．PEA となったため ACLS を開始． |

| 24 min | 20:05 | アドレナリン 1 mg 静注． |

| 25 min | 20:06 | VA ECMO 駆動開始．
血圧は速やかに上昇した． |

| 27 min | 20:08 | 気管挿管． |

| 28 min | 20:09 | 電気的除細動を行い，VT の解除に成功した． |

| 30 min | 20:11 | 12 誘導心電図をとると，広範に ST 上昇を認めた． |

### 初期検査

▶ **動脈血液ガス検査**（ECMO 開始後）
pH 7.165, $pCO_2$ 32.7 Torr, $pO_2$ 524.0 Torr
$HCO_3$ 11.3 mmol/L, Lac 9.5 mmol/L
Hb 8.9 g/dL, Na 135 mmol/L, K 2.6 mmol/L, Cl 109 mmol/L
Glu 263 mg/dL, Cre 1.09 mg/dL

| 34 min | 20:15 | CT 検査へ．
CT では心室壁の浮腫を認めた．左室の造影効果はあるように見えた． |

症例23 ▶ 40歳代女性の胸痛，ショック

**ECMO確立後の検査**

症例22ではCTより先に心カテを行っているが，これは心筋梗塞を強く疑ったため，再灌流までの時間を優先したものであった．

一般に心カテを先行するメリットは，冠動脈に閉塞病変があること以外にはない．むしろカニューレの位置確認や，冠動脈病変以外の原因検索の意味において，全身のCTを撮影する方がメリットは大きい．

また，hybrid ERではECMO装着下でも移動の必要がないので，素早く，安全に撮影できる．

**44 min / 20:25** 冠動脈病変否定のため，左鼠径部よりアプローチし施行．正常冠動脈であった．

**68 min / 20:49** 左鼠径部のシースよりIABP挿入．

**74 min / 20:55** 下肢送血用のシースを挿入．

**80 min / 21:01** Swan-Ganzカテーテル挿入．

**99 min / 21:20** ICU入室．

### ■入院後経過

入院後，体動が見られ，指示動作にも従ったため，低体温療法は行わないこととした．先行する発熱，心筋壁の浮腫状の変化から，劇症型心筋炎と診断した．

ステロイドパルス療法や免疫グロブリン大量療法を行い，心機能の改善を待った．特に合併症はなく経過したが，自己心拍はほとんど改善しないままであった．

心臓移植を前提とした補助人工心臓装着が妥当と考え，他院に転院となった．

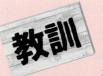

劇症型心筋炎による心停止症例であった．院内で発症したため，ほとんど心停止時間なく ECPR を完遂できた．そのため脳に後遺症なく蘇生できたと考えられる．本書を通じて何度も登場してきたが，いかに心停止に陥ることなく管理するかが救命において最も大切なことの1つ（本症例は数分心停止してしまったが）である．

次に起こりうる状況を想定し，適切な準備を行い，ECMO 導入を決断する．出たとこ勝負で臨む，準備を怠る，決断が遅れる，など1つでもあれば後遺症を残すどころか救命できなかったかもしれない．思考と経験が問われる症例であると言えよう．

## MEMO 〜hybrid ER〜

初療室に interventional radiology（IVR）-computed tomography（CT）system を導入したもので，大阪急性期・総合医療センターのグループが最初に導入し，hybrid ER と名付けた．

hybrid ER は主に重症外傷症例において死亡率の改善に寄与している．まず，かつては死のトンネルと言われた CT を，移動することなく撮影できる．これにより whole-body CT 撮影までの時間が短縮され，診断までが速やかになった．

さらに透視室の機能も併せ持っているので，TAE も行うことができる．穿頭と TAE，開腹と TAE を同時に行うことだって可能なのだ．診断と治療を同時に同じ場所で行うことができる，画期的な初療室である 図23-1 ．

さて，多発性外傷の初療にはいいこと尽くしの hybrid ER であるが，当院では内因性疾患にも非常に有用なシステムと考えている．それが最大の効力を発揮するのは，やはり ECPR である．

従来の初療室ではエコーガイドで ECMO を導入し，その後 ECMO 付き

症例 23 ▶ 40歳代女性の胸痛，ショック

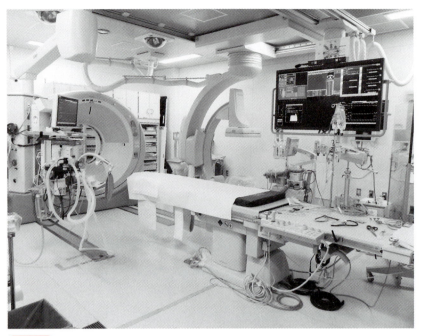

図 23-1

でCTへと移動し，場合によってはさらに心カテ室へ移動，なんてことも少なくなかった．hybrid ERでは，透視下に安全にカニュレーションを行うことができて，さらにそこから移動することなくCTを撮影できる．

また，ECPR症例で最も多いものは急性冠症候群であるが，当院ではhybrid ERでPCIまで行ってしまうので，根本治療まで初療室で完遂できることになる．

ECPR関連の出血や，胸骨圧迫に関連した血胸などをCTで検出した際にも，これまた移動することなくTAEまで行うことができる．

ECPRを要するものをはじめとして，最重症例において移動は大きなリスクであるし，重大な時間のロスでもある．その意味でhybrid ERは3次救急の内因性疾患においても非常に有用なシステムであると考えられる．

# 第8章 ECPR

## 症例24 ▶ 20歳代女性の過量服薬

**-8 min　00:50　入電**

### ■ 病院前情報

覚知 00:21.

23:00頃，友人に対しメールで「死にたい」と連絡があり，その後連絡が取れなくなった．過去に過量服薬の既往があったため友人が訪問すると，ベッド上で意識のない傷病者を発見．友人から救急要請となった．

心療内科に通院しているとのことだったが詳細は不明で，ベッド周囲に空のPTPシートが大量に転がっていた．

内容はイミプラミン，クエチアピン，リスペリドンで，それぞれの量はカウント中とのことであった．

### 救急隊接触時 vital signs

意識：JCS 100，瞳孔：4 mm/4 mm 対光反射は両側鈍い
心拍数：90 bpm・整，血圧：90/50 mmHg，呼吸数：18/分
$SpO_2$：96%（室内気），体温：36.2℃

### ■ 心構えと準備

急性薬物中毒による意識障害の症例．具体的な量は不明だが，意識障害は高度であり，それなりの量が見込まれる．

イミプラミン（第一世代三環系抗うつ薬）が含まれており，致死的不整脈の出現や循環虚脱に注意が必要．若年女性でありこの程度かもしれないが，血圧は低めである．

まずは循環呼吸の安定化を図る．意識障害の程度からして，気管挿管が必要となる可能性は高い．準備をしておく．

さらに中毒への治療として，活性炭投与を考慮する．服用時間は不明であり，胃洗浄は微妙なところ．12誘導心電図も早めに行っておく．

## 症例 24 ▶ 20 歳代女性の過量服薬

■ 初療

**00:58 初療室入室** (0 min)

### 到着時 vital signs

意識：JCS 300，GCS E1V1M1

瞳孔：5.0 mm/5.0 mm 対光反射は両側鈍い

心拍数：96 bpm，血圧：76/50 mmHg，呼吸数：16/分

$SpO_2$：98%（リザーバーマスク 10 L），体温：36.2℃

救急隊によれば内服内容は以下の通り．

  イミプラミン 25 mg　　250 錠
  クエチアピン 25 mg　　 34 錠
  リスペリドン 1 mg　　　20 錠

- ▶ イミプラミンが中心で，かなり大量
- ▶ 血圧は低値であり，循環虚脱の可能性あり
- ▶ 気管挿管は必要だろう

末梢静脈路確保し，初期検査施行．

**01:02** (4 min)

### 初期検査

▶ 動脈血液ガス検査

pH 7.382，$pCO_2$ 41.4 Torr，$pO_2$ 188.0 Torr

$HCO_3$ 24.1 mmol/L，Lac 0.8 mmol/L

Hb 12.1 g/dL，Na 136 mmol/L，K 3.1 mmol/L，Cl 105 mmol/L

Glu 76 mg/dL，Cre 0.61 mg/dL

▶ 心エコー

心収縮能は正常下限程度．

IVC は吸気時に虚脱．

▶ 心電図

心拍数 76 bpm 洞調律．

QRS 時間 136 msec，QTc 494 msec

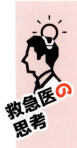

- QRS 時間，QT 時間の延長があり，致死的不整脈のリスクは高い
- 気管挿管をすぐに行い，人工呼吸管理を開始する
- 血液ガス検査の follow や動脈圧の把握のため，A line も確保しておく
- 並行して中毒に対する治療を開始する．胃管から活性炭を投与し，心毒性に対して炭酸水素ナトリウムを投与する．また血圧低値であり，輸液を行いつつカテコラミン投与も準備する．

## ポイント 第一世代三環系抗うつ薬の過量服薬

　向精神薬も様々あり，最近では過量服薬しても死に至ることは少ない．しかし，第一世代三環系抗うつ薬は，他と違って致死率が相対的にかなり高く，にも関わらずいまだに処方されている（難治性である時や，他の薬が無効である場合など，仕方のないケースはもちろんある）．

　高度な意識障害に対しては気管挿管を行い，血圧が低ければ輸液とカテコラミンで急場をしのぐ．これは過量服薬としては一般的な治療である．

　致死率の高さは致死的不整脈にあり，治療としては血液のアルカリ化とナトリウム負荷，つまり炭酸水素ナトリウム投与が中心となる．心電図異常を認めれば，投与を躊躇ってはいけない．

---

7 min　01:05　炭酸水素ナトリウムをボーラス投与．
　　　　　　その後持続点滴を開始．

9 min　01:07　右橈骨動脈より A line を確保．
　　　　　　ドパミン持続点滴を開始．

12 min　01:10　気管挿管．

14 min　01:12　胃管から活性炭を投与．

| 17 min | 01:15 | ICU 入室.<br>心電図波形は相変わらずであったが，循環呼吸は落ち着いていた． |
| 23 min | 01:21 | pulseless VT から VF になり，ACLS を開始． |
| 24 min | 01:22 | 硫酸マグネシウム投与，カリウムの急速補正を行った． |
| 27 min | 01:25 | 右鼠径部より動静脈シースを確保． |
| 29 min | 01:27 | 薬剤投与，電気的除細動を含む ACLS を行っても自己心拍は再開しなかった．<br>ACLS 中の血液ガスでは pH 7.576 であった． |

救急医の思考

- 💡 ACLS 開始から 6 分程度経過．
- 💡 このまま ACLS を継続するが，それでも戻らなかった場合は VA ECMO を導入する．
- 💡 すでに ICU のベッドに移動しており，初療室やカテ室への移動はロスが多い．シースは挿入済みなので，ベッドサイドでのカニュレーションを選択する．エコー下で安全に留意して行う．

| 30 min | 01:28 | ECMO 回路のプライミング開始を指示．<br>ACLS は継続． |
| 34 min | 01:32 | やはり自己心拍は再開せず，VA ECMO 導入の方針とした． |
| 40 min | 01:38 | 右鼠径部より動静脈カニューレを挿入し，VA ECMO を駆動． |

**ベッドサイドでのECMO導入**

　前2症例ではhybrid ERを生かしてエコーガイド下穿刺＋透視下でのカニュレーションであった．ベッドサイドではもちろん透視が使用できないので，エコーを最大限活用し，可能な限り安全に努める．

　具体的には，下大静脈，下行大動脈にガイドワイヤーがあることをエコーでそれぞれ確認し，カニューレ挿入の際はエコーで位置を調節し，右房内に脱血管を留置する．1人ではできないので，なるべく多くの人間を集めること．

電気的除細動を行い，VFが停止した．

### ■ その後の経過

　薬物中毒に心停止の影響が加わり，心機能は一過性にかなり低下した．高用量のカテコラミンを要する状態であったが，徐々に改善し，ECMO血流量，カテコラミン投与量は数時間後より漸減できた．24時間の低体温療法を行い，その後12時間かけて復温を行った．

　day 2にECMOを離脱し，その後も循環動態は安定していた．

　day 4に抜管．意識はほぼ清明にまで改善していた．希死念慮があり，day 6に精神科に転科となった．

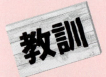
　地域のルールにもよるが，救命センターにおいて薬物過量服薬は最も出会う症例の1つであろう．ある程度勤務していればもうお腹いっぱい，となってしまうくらい一般的である．必要なら気管挿管し，適度に循環を保ち，目が覚めたら精神科に相談，という流れは嫌というほど経験する．
　ほとんどが軽症で，致死的不整脈を来す頻度はそう多くない．また出現したとしても，本症例のように薬剤で停止しないものは稀である．
　実を言うと本症例がVFとなった時，すぐに自己心拍が戻るだろうと考えていた．1回目の除細動が失敗に終わった際にECMOを考慮し，その後ECMO回路のプライミングを指示したが，それでも実際のカニュレーションまで進まずに蘇生するだろうと思っていた．
　一般的に，通常の心肺蘇生を10分以上行っても自己心拍が再開しない場合，ECPRが考慮される．しかし実際は，プライミングを行う人と時間，カニュレーションを行う人と補助する人，物品の準備など様々な問題がある．10分経ったので「じゃあECMOだ」と言ったところですぐに駆動できるわけではない．状況を鑑みて適切なタイミングで適切な指示を行い，備えることが重要である．
　本症例はCPAの原因が明らかであったが，一般の院内急変の場合，ACLSを行いながら原因検索に全力を注がないといけない．年齢，原因となる病態，状況から適応となる可能性があるならば，常にECPRという選択肢はもっておくべきである．

> **第8章のポイント**

　急性心筋梗塞，劇症型心筋炎，薬物過量服薬の3症例であった．院内院外問わず，適応がある症例ではECPRの選択肢を常に持っておかないといけない．

　救命の肝となるのは人員配置と準備である．蘇生リーダー，気道係，カニュレーション係，プライミング係，エコー係，記録係，など人員を適切に配置し，薬剤や清潔台などは素早く準備する．院内発症でも同様で，各人が好き勝手に行動すれば救命は困難となる．

　型を覚えておけば適切に動けるはずなので，普段からシミュレーションとトレーニングを十分に行っておきたい．

# 索引

▶ あ行

| | |
|---|---|
| アドレナリン | 147, 157 |
| アナフィラキシーショック | 11, 130 |
| アミオダロン | 82, 136, 147, 155 |
| アルコール性ケトアシドーシス | 58, 60 |
| アルコール離脱せん妄 | 59, 60 |
| アルブミン製剤 | 93 |
| 意識障害 | 112 |
| 意識消失 | 24, 27, 114, 126 |
| 意識レベル | 2 |
| 胃洗浄 | 161 |
| イソプロテレノール | 39 |
| 一過性意識消失発作 | 29, 68 |
| 一酸化炭素中毒 | 75 |
| イミプラミン | 161 |
| 咽頭痛 | 61 |
| 右心負荷 | 31, 43, 95, 131 |
| 右心不全 | 118 |
| うっ血性心不全 | 117 |
| 腋窩温 | 37 |
| 腋窩動脈塞栓 | 43 |
| エダラボン | 122 |
| 嘔気 | 25 |
| 嘔吐 | 11, 13, 27, 69, 110 |
| 温輸液 | 35 |

▶ か行

| | |
|---|---|
| 回路内溶血 | 154 |
| 回路のプライミング | 152 |
| 拡散強調像 | 19 |
| 拡張型心筋症 | 133 |
| 拡張期血圧 | 14, 15 |
| 拡張障害 | 117 |
| 下肢虚血 | 154 |
| 下肢送血 | 151 |
| 下大静脈径 | 31 |
| 喀血 | 102, 105 |
| 活性炭 | 161 |
| カテーテル関連血流感染 | 151 |
| カリウムの急速補正 | 164 |
| 過量服薬 | 74, 166 |
| カルペリチド | 117 |
| 観血的動脈血圧 | 14, 15 |
| 冠血流 | 15 |
| 肝硬変 | 3, 5 |
| 肝性脳症 | 55 |
| 眼前暗黒感 | 30, 69 |
| 感染性心内膜炎 | 82 |
| 完全房室ブロック | 31 |
| 冠動脈造影 | 81, 141, 150 |
| 顔面蒼白 | 130 |
| 灌流圧 | 16 |
| 寒冷環境 | 37 |
| 気管支動脈塞栓術 | 104 |
| 気管支ブロッカー | 105 |
| 気管切開 | 36, 65, 111, 151 |
| 気管挿管 | 3, 8 |
| 起座呼吸 | 119 |
| 希死念慮 | 165 |
| 希釈アドレナリン | 9, 56, 126 |
| 希釈ノルアドレナリン | 9, 156 |
| 気道確保 | 3 |
| 気道緊急 | 104 |
| 奇脈 | 139 |
| 急性胃腸炎 | 10 |
| 急性冠症候群 | 118 |
| 急性喉頭蓋炎 | 62 |
| 急性心外膜炎 | 143 |
| 急性心筋梗塞 | 26, 83, 131, 149 |
| 急性僧帽弁逆流 | 81 |
| 急性大動脈解離 | 41 |
| 急性肺血栓塞栓症 | 31, 43, 96, 131 |
| 急性非代償性心不全 | 118 |
| 急性腹症 | 86 |
| 急性薬物中毒 | 161 |
| 急速輸液 | 108, 126, 138 |
| 胸部圧迫感 | 133 |
| 起立性低血圧 | 30 |

| | |
|---|---:|
| 緊張性気胸 | 127, 131 |
| 空洞病変 | 103 |
| 偶発性低体温症 | 34 |
| クエチアピン | 162 |
| クモ膜下出血 | 17 |
| クワッドルーメン | 9 |
| 頸静脈怒張 | 41, 127, 131, 139 |
| 経食道心エコー | 45, 82 |
| 痙攣 | 17, 30, 69, 73, 112, 121, 130 |
| 痙攣後の意識障害 | 73 |
| 痙攣波 | 111 |
| 劇症型心筋炎 | 158 |
| 血圧 | 2, 7, 14 |
| 血液のアルカリ化 | 163 |
| 血液分布異常性ショック | 127, 130 |
| 血管外漏出像 | 140 |
| 血管拡張薬 | 118 |
| 血管抵抗 | 2, 16 |
| 血管内脱水 | 71, 132 |
| 血管内治療 | 19, 20, 100, 111, 122 |
| 血管内 volume | 2, 4 |
| 血管迷走神経反射 | 68 |
| 血胸 | 132 |
| 血小板減少 | 154 |
| 血栓回収 | 20 |
| 血栓摘除術 | 100 |
| 血栓溶解療法 | 19, 44, 100 |
| 血痰 | 105 |
| ケトーシス | 60 |
| ケトン体 | 60 |
| 構音障害 | 17, 19 |
| 後下小脳動脈 | 20 |
| 高気圧酸素療法 | 75, 77 |
| 抗凝固療法 | 45, 154 |
| 高 Cl 性のアシドーシス | 57 |
| 抗痙攣薬 | 111 |
| 高次脳機能障害 | 28 |
| 後尖の腱索断裂 | 82 |
| 高 Na 血症 | 110 |
| 高濃度酸素 | 75 |
| 後負荷増加 | 115 |
| 後方循環 | 122 |
| 高齢者 | 10, 29 |
| 誤嚥 | 3, 13 |
| 誤嚥性肺炎 | 111 |
| 呼吸数 | 2, 3 |
| 呼吸努力 | 88 |
| 呼吸不全 | 114 |

▶ さ行

| | |
|---|---:|
| 最大心拍数 | 10 |
| 再発性気胸 | 128 |
| 再膨張性肺水腫 | 128 |
| 鎖骨下動脈 | 41 |
| 左室自由壁破裂 | 140 |
| 左室内腔 | 31 |
| 左室の後負荷 | 15 |
| 3 束ブロック | 31 |
| ジアゼパム | 59 |
| シアン中毒 | 77 |
| シース挿入 | 7 |
| 思考停止 | 27, 29 |
| 持続脳波 | 65, 111, 151 |
| 失神 | 27, 29, 69, 121 |
| 死のトンネル | 18, 99, 146 |
| シバリング | 37 |
| 収縮期血圧 | 14, 15, 118 |
| 重症敗血症 | 91 |
| 縮瞳 | 123 |
| 循環血液量減少性ショック | 5, 130 |
| 循環作動薬 | 9, 126, 138 |
| 循環不全 | 2 |
| 消化管出血 | 5, 7, 26, 29, 31 |
| 消化管内視鏡 | 3, 59 |
| 状況失神 | 30, 68 |
| 硝酸薬 | 119 |
| 晶質液 | 93 |
| 静脈瘤 | 3, 6, 55, 58 |
| 褥瘡 | 33, 109 |
| 食道静脈瘤 | 5 |
| 徐呼吸 | 2 |
| ショック | 11, 129 |
| ショックバイタル | 126, 138 |
| 徐脈 | 28 |
| 徐脈ショック | 94 |
| 徐脈頻脈症候群 | 28 |
| 心因性痙攣 | 74 |
| 心筋逸脱酵素 | 26, 136 |

| | |
|---|---|
| 心筋炎 | 131 |
| 心筋虚血 | 27 |
| 心筋梗塞 | 140 |
| 心筋梗塞後心破裂 | 143 |
| 神経学的予後 | 64, 113 |
| 神経原性ショック | 130 |
| 神経調節性失神 | 68 |
| 心血管性失神 | 30 |
| 心原性失神 | 68 |
| 心原性ショック | 119, 127, 131, 134, 139 |
| 心原性脳塞栓症 | 36 |
| 心原性肺水腫 | 80 |
| 人工呼吸器 | 8 |
| 人工呼吸器関連肺炎 | 20, 83, 151 |
| 人工心肺 | 9, 34 |
| 心室細動 | 39 |
| 心室性不整脈 | 35 |
| 心臓移植 | 158 |
| 心タンポナーデ | 31, 41, 131, 139 |
| 心内シャント | 45 |
| 心嚢液貯留 | 31, 139 |
| 心嚢ドレナージ | 139 |
| 深部静脈血栓 | 43, 99 |
| 心不全 | 16 |
| 心房細動 | 27, 78, 133 |
| 心房収縮 | 136 |
| 蕁麻疹 | 130 |
| 髄液検査 | 19 |
| 水銀血圧計 | 16 |
| ステロイド | 89 |
| ステロイドパルス療法 | 158 |
| すりガラス陰影 | 103 |
| 赤色栓 | 6 |
| 舌咬傷 | 30 |
| ゼラチンスポンジ | 105 |
| 前失神症状 | 28, 30, 70 |
| 穿刺部トラブル | 153 |
| 造影剤漏出像 | 5, 50 |
| 僧帽弁置換術 | 83 |
| 僧帽弁閉鎖不全 | 80, 134 |
| 組織灌流 | 15 |
| 蘇生後 | 2, 64, 113 |
| 蘇生後脳症 | 39, 65, 151 |

▶ **た行**

| | |
|---|---|
| 第一世代三環系抗うつ薬 | 161 |
| 体外式加温機 | 33, 35, 38 |
| 代謝性脳症 | 19 |
| 大腿動脈 | 7 |
| 大動脈解離 | 31, 143 |
| 大動脈遮断 | 51 |
| 大動脈弁狭窄症 | 31, 83 |
| 大量輸血 | 50 |
| 脱水 | 29, 108 |
| 炭酸水素ナトリウム | 57, 163 |
| チェストチューブ | 127 |
| 致死的不整脈 | 161 |
| 窒息 | 8, 104 |
| 中枢神経系の感染 | 111 |
| 直腸温 | 37 |
| 直腸診 | 69 |
| 椎骨動脈 | 20 |
| 低体温 | 2, 32, 37 |
| 低体温療法 | 39, 65, 149, 151, 158, 165 |
| てんかん重積状態 | 112 |
| 電気的除細動 | 11, 82, 136, 149, 156 |
| 電気毛布 | 38 |
| トイレッティング | 105 |
| 橈骨動脈 | 7 |
| 洞調律 | 13 |
| 糖尿病性ケトアシドーシス | 60 |
| 頭部外傷 | 24, 27, 75 |
| 洞不全症候群 | 28 |
| 動脈圧ライン | 7 |
| 動脈血圧 | 7 |
| 吐血 | 3, 55, 57, 102 |
| 閉じ込め症候群 | 20 |
| ドパミン | 96 |
| ドブタミン | 81, 89, 93, 132, 135 |
| 努力様呼吸 | 41 |

▶ **な行**

| | |
|---|---|
| 内因性のカテコラミン | 50, 79, 88, 96, 119, 135 |
| ナトリウム負荷 | 163 |
| 乳酸値 | 5 |

| | |
|---|---:|
| 尿ケトン体 | 60 |
| 尿路感染 | 13, 89 |
| 熱交換器 | 38 |
| 脳幹梗塞 | 19, 20, 123 |
| 脳梗塞 | 17, 35, 122 |
| 脳挫傷 | 27 |
| 脳出血 | 17 |
| 脳底動脈 | 19, 20, 122 |
| 膿尿 | 13 |
| ノルアドレナリン | 34, 44, 51, 58, 65, 81, 88, 135 |

### ▶ は行

| | |
|---|---:|
| 肺エコー | 127 |
| 肺炎 | 12, 13, 142 |
| 肺気腫 | 128 |
| 敗血症 | 16 |
| 敗血症性ショック | 86, 91, 130 |
| 肺血栓塞栓症 | 99, 154 |
| 肺水腫 | 78, 135 |
| 肺塞栓 | 31, 43 |
| ハイドロコルチゾン | 93 |
| 排便 | 30, 69 |
| 肺 MAC 症 | 104 |
| バソプレシン | 89 |
| バッグバルブマスク | 56, 147 |
| 非侵襲的陽圧換気 | 8 |
| 皮髄境界不明瞭 | 64 |
| ビタミン $B_1$ 欠乏 | 60 |
| 左冠動脈回旋枝 | 141 |
| ヒドロキソコバラミン | 77 |
| 皮膚所見 | 11 |
| 頻回の嘔吐 | 110 |
| 頻呼吸 | 2 |
| 頻脈性心房細動 | 135 |
| 頻脈性の不整脈 | 10 |
| フェニレフリン | 88 |
| フェンタニル | 18, 81, 110, 115, 128, 140 |
| 不穏 | 11, 130, 134 |
| 腹腔内出血 | 31, 132 |
| 腹部大動脈瘤破裂 | 50, 70 |
| ふらつき | 19 |
| ブラッドアクセスカテーテル | 9, 44, 51, 58, 87, 132 |
| フロセミド | 135 |
| プロポフォール | 18, 81, 115 |
| 分離肺換気 | 104 |
| 平均血圧 | 14, 15 |
| 閉塞性ショック | 94, 127, 131, 139 |
| 閉塞性肥大型心筋症 | 31 |
| ヘパリン | 44, 98, 153 |
| 便意 | 70 |
| 偏視 | 17 |
| 膀胱温 | 33, 36, 37 |
| 膨疹 | 11 |
| 補助人工心臓 | 158 |
| 発作性心房細動 | 27, 36, 82 |
| ポンプ失調 | 97 |

### ▶ ま行

| | |
|---|---:|
| 麻酔器 | 8 |
| 末梢循環不全 | 11 |
| マンシェット | 14 |
| 右冠動脈 | 150 |
| ミダゾラム | 140 |
| 脈あり VT | 155 |
| 脈拍数 | 2 |
| 免疫グロブリン大量療法 | 158 |
| 網状皮斑 | 11, 41, 79, 87, 127, 130, 134 |
| 目撃あり | 147 |
| モルヒネ | 83 |

### ▶ や行

| | |
|---|---:|
| 疣贅 | 82 |
| 輸血 | 3, 9 |
| 陽圧換気 | 8 |
| 腰椎穿刺 | 29, 111 |

### ▶ ら行

| | |
|---|---:|
| 卵円孔開存 | 45 |
| 卵円孔閉鎖術 | 45 |
| リスペリドン | 162 |
| 利尿剤 | 119 |
| 硫酸マグネシウム | 164 |
| 流出路狭窄 | 31 |

| 輪状甲状靭帯切開 | 62, 66 |
| 冷汗 | 130 |
| 練炭自殺 | 75, 76 |
| ロクロニウム | 115, 128 |
| 露出血管 | 59 |

## ▶ わ行

| ワルファリン | 98 |

## ▶ A

| A line | 7, 15 |
| ACLS | 62, 157, 164 |
| ACT | 154 |
| aEEG | 113 |
| afterload mismatch | 118 |
| Airway | 8 |
| alcoholic ketoacidosis（AKA） | 60 |
| anion gap 開大性アシドーシス | 60 |
| asystole | 146 |
| ATP | 13 |
| atrial kick | 136 |

## ▶ B

| β-ヒドロキシ酪酸 | 60 |
| BAE | 104 |
| Breathing | 8 |
| Brugada 型心電図 | 31 |
| burst & suppression | 65 |
| bystander CPR | 147 |

## ▶ C

| cardiogenic shock | 131 |
| CHDF | 44, 52, 58, 87, 132 |
| Circulation | 8 |
| clinical scenario（CS） | 118, 133 |
| CO-Hb | 75 |
| $CO_2$ 貯留 | 115 |
| coarse crackle | 11 |
| collapse PE | 100 |
| COPD | 128 |
| CRT | 130 |

## ▶ D

| D-shape | 42 |

| damage control surgery | 54 |
| dBP | 15, 16 |
| diabetic ketoacidosis（DKA） | 60 |
| difficult airway management セット（DAM セット） | 61 |
| distributive shock | 130 |
| door to balloon time | 150 |
| DVT | 44, 98 |

## ▶ E

| early goal-directed therapy（EGDT） | 92 |
| ECMO | 38 |
| ECPR（extracorporeal cardiopulmonary resuscitation） | 146 |
| EVL | 6 |

## ▶ F

| $FiO_2$ | 79 |
| flash pulmonary edema | 117 |

## ▶ H

| hybrid ER | 18, 146, 152, 159 |
| hyperbaric oxygenation（HBO） | 77 |
| hypovolemia | 30, 57, 130 |
| hypovolemic shock | 130 |

## ▶ I

| IABO | 51, 53 |
| IABP | 65, 81, 132, 151, 158 |
| IVC フィルター | 44 |
| IVR-CT | 18, 146, 159 |

## ▶ J

| J 点の上昇 | 33, 39 |

## ▶ L

| livedo | 11, 130 |
| lung sliding | 127 |

## ▶ M

| MAP | 15, 16 |
| massive PE | 100 |

## ▶ N

NCSE (non-convulsive status epilepticus) 112
near CPA 4, 9, 53, 56, 130, 156
NIBP 14, 15
non responder 54
NPPV 114, 118, 133

## ▶ O

obstructive shock 131
organized rhythm 63, 149
Osborn波 39

## ▶ P

PCI 132, 146
PCPS 152
PEA 146
PEEP 79, 115
PPI 93
primary PCI 149
PSVT 10, 12, 13
PTE 99
pulseless VT 146, 164

## ▶ Q

QRS時間 163
qSOFAスコア 91, 92
QT延長 31, 163

## ▶ R

reciprocal change 27
RRT 58

## ▶ S

sBP 15, 16, 118
septic cardiomyopathy 89
septic emboli 45
septic shock 91
severe sepsis 91
sigmoid septum 31
SIRS 91
SMA塞栓 48
SOFAスコア 91, 92
$SpO_2$ 2
ST上昇 26, 27, 135, 149, 157
ST低下 135
Surviving Sepsis Campaign Guideline (SSCG) 89, 90
Swan-Ganzカテーテル 98, 142, 151
sweep gas 150

## ▶ T

T波の陰転化 42
TAE 54, 146, 159
tPA 20, 122
transient responder 54

## ▶ V

VA ECMO 9, 44, 62, 65, 66, 97, 146, 152, 156, 164
VF 34, 146, 164
volume resuscitation 59
VT 10, 146
VTE 93

## ▶ W

warm shock 87, 127, 139
wet lung 110
wheeze 79
whole-body CT 159

## 著者紹介

### 宮﨑 紀樹

2009年　　　　　京都大学医学部医学科卒業
2012〜2015年　　東京都立墨東病院循環器科
2015年〜　　　　東京都立墨東病院高度救命救急センター

### 資格

日本救急医学会救急科専門医
日本循環器学会循環器専門医
日本心血管インターベンション治療学会認定医

---

救命救急24
最重症例から学ぶ現場の思考　　　Ⓒ

| 発　行 | 2018年11月15日　1版1刷 |
| | 2018年11月30日　1版2刷 |
| 著　者 | 宮﨑紀樹 |
| 発行者 | 株式会社　中外医学社 |
| | 代表取締役　青木　滋 |
| | 〒162-0805　東京都新宿区矢来町62 |
| | 電　話　　（03）3268-2701（代） |
| | 振替口座　00190-1-98814番 |

印刷・製本／横山印刷㈱　　　〈MM・HU〉
ISBN978-4-498-16600-4　　　Printed in Japan

JCOPY　＜(社)出版者著作権管理機構　委託出版物＞

本書の無断複写は著作権法上での例外を除き禁じられています．
複写される場合は，そのつど事前に，（社）出版者著作権管理機構
（電話 03-3513-6969，FAX 03-3513-6979，e-mail: info@jcopy.
or.jp）の許諾を得てください．